CLINIQUE

THERMO-MINÉRALE

DE NÉRIS

PARIS. — Imprimerie CUSSET et Cᵉ, rue Montmartre, 123.

CLINIQUE
THERMO-MINÉRALE
DE NÉRIS

PAR LE DOCTEUR F. DE RANSE

Médecin consultant aux eaux de Néris,
rédacteur en chef de la GAZETTE MÉDICALE DE PARIS,
président de la Société d'anthropologie,
membre et ancien président de la Société médico-pratique,
membre de la Société de médecine de Paris, de la Société d'hydrologie,
de la Société de médecine publique et d'hygiène professionnelle
de la Société des médecins des bureaux de bienfaisance,
des sociétés médicales du deuxième et du sixième arrondissements,
membre correspondant de la Société médico-chirurgicale de Liége, etc.,
chevalier de la Légion d'honneur,
officier de l'Ordre du Nichan Iftikar.

TROISIÈME FASCICULE

DE L'ACTION DES EAUX DE NÉRIS
DANS LE TRAITEMENT
DES MALADIES DES FEMMES

PARIS
P. ASSELIN, LIBRAIRE-ÉDITEUR
PLACE DE L'ÉCOLE-DE-MÉDECINE,

1877

II. — MALADIES DES FEMMES.

Dans la première partie de cet ouvrage (p. 73), j'ai fait connaître, d'une manière générale, les indications et les contre-indications des eaux de Néris dans le traitement des affections utérines. Les nombreux faits que j'ai observés depuis cette époque ont pleinement confirmé mes premières inductions et vont me permettre, en pénétrant plus avant dans le sujet, de mieux préciser, pour le clinicien, la part qui, dans la thérapeutique thermale des maladies des femmes, revient à ces eaux.

Il ne sera peut-être pas inutile de rappeler tout d'abord sommairement les moyens balnéothérapiques, spécialement appropriés au traitement de ces maladies, dont on dispose à Néris.

En premier lieu viennent les bains, dont on utilise surtout l'action sédative. Cette action n'est pas la même, suivant qu'on prend le bain dans une piscine ou dans une baignoire; elle varie aussi avec la température de l'eau et la durée du bain. Les bains prolongés, qui rendent de si grands services dans les maladies nerveuses, sont aussi employés avec avantage dans bon nombre d'affections utérines.

Les douches, dont on fait un grand usage, ont une action différente suivant la température, la force de pression, la durée et le point d'application.

Les douches chaudes, à forte pression, dirigées loin du mal, sur les parties supérieures du corps, par exemple, exercent une action révulsive.

Les douches tempérées, à faible pression, administrées avec un ajutage qui, à l'instar d'une pomme d'arrosoir, divise et étend considérablement en surface la colonne liquide, sont dirigées sur les régions mêmes malades, c'est-à-dire sur l'hypogastre, les lombes, la région sacrée, le périnée, la partie supérieure des cuisses, et ont une action sédative.

Les douches générales, administrées sur tout le corps, suivant qu'elles sont chaudes ou tempérées, à forte ou à faible pression, de plus ou moins longue durée, peuvent être excitantes, révulsives ou sédatives.

Les douches écossaises, qui forment un auxiliaire important du traitement thermal de Néris, et sur le perfectionnement desquelles nous appelons l'attention de l'administration, ont une action tonique, reconstituante, qu'on a fréquemment occasion de mettre à profit.

Le traitement hydriatique local des maladies utérines demande à être dirigé avec beaucoup de prudence. Sous ce rapport, on dispose de trois ordres de moyens qui répondent à tous les degrés d'irritabilité ou de tolérance qu'on peut rencontrer chez les malades.

Le premier consiste dans ce que j'appelle le *bain local*. Au moyen d'un spéculum à bain (grosse canule en caoutchouc, percée de trous multiples), que les malades s'introduisent facilement et sans aucun danger de se blesser, on maintient les parois vaginales déplissées, et l'on permet ainsi à l'eau du bain de pénétrer jusqu'au col et dans les culs-de-sac vaginaux.

Puis viennent les irrigations faites, pendant le bain et avec l'eau de la baignoire, au moyen d'un irrigateur ordinaire en caoutchouc, plongeant dans l'eau, et que la malade fait manœuvrer pendant plus ou moins longtemps, en graduant la force de pression à son degré de sensibilité. Le tuyau en caoutchouc est ajusté à une canule terminée par un bout olivaire percé latéralement, non à l'extrémité, de plusieurs trous. Suivant que la direction de ces trous est plus ou moins oblique par rapport à l'axe de la canule, les petits jets liquides sont plus ou moins convergents. Je préfère les canules dont les trous sont presque perpendiculaires à l'axe, et qui donnent lieu ainsi à des jets divergents : le col est frappé moins directement, et l'irrigation mieux supportée.

A un troisième degré, on a les douches vagino-utérines dont on peut, au moyen d'un robinet, graduer la force de pression. Ces douches, dont on doit surveiller avec le plus grand soin l'administration, sont excitantes, résolutives, et conviennent seulement dans les cas où l'utérus n'est le siége d'aucune hypérémie active, ni d'une trop grande irritabilité.

Des douches vagino-utérines je dois rapprocher les douches rectales, qu'on utilise parfois avec avantage pour combattre la constipation si fréquente chez les femmes. Elles peuvent aussi, employées avec précaution, exercer une action résolutive dans certaines affections utérines ou péri-utérines.

Je ne puis que répéter, pour les maladies des femmes, ce que j'ai dit, à l'occasion des maladies nerveuses, sur la durée du traitement thermal. Cette durée, que les gens du monde fixent invariablement à vingt-et-un jours, ne saurait être la même pour toutes les malades : ceci est une simple question de bon sens médical, et nous ne nous y arrêterons pas davantage. Mais ce préjugé a, dans l'espèce, une autre conséquence qu'il importe de signaler aux médecins et aux malades. Cette durée de vingt-et-un jours mesure justement l'intervalle qui, chez la plupart des femmes, sépare deux époques menstruelles; aussi beaucoup s'arrangent-elles de manière à faire coïncider leur période intermenstruelle avec leur séjour aux eaux. Ce calcul peut être excellent au point de vue économique ou de l'agrément personnel des malades; mais il présente de sérieux inconvénients au point de vue des effets du traitement thermal.

Et d'abord, la coïncidence de l'excitation qui marque en général le début du traitement, avec l'hypérémie, les flux, le malaise que laissent ordinairement les règles chez les malades atteintes d'affections utérines, les expose davantage à des phénomènes congestifs, causes de vives souffrances, assez intenses parfois pour nécessiter un repos de quelques jours, propres enfin à retarder, sinon à compromettre l'action sédative de la médication hydro-minérale.

En second lieu, le petit calcul des malades est bien souvent déjoué par un retour prématuré des règles, auquel le traitement d'ailleurs n'est pas toujours étranger. Si l'époque menstruelle est en avance de plusieurs jours, les malades n'hésitent pas à prolonger leur séjour aux eaux, et à reprendre le traitement après le repos nécessaire. Mais si l'avance n'est que d'un ou de deux jours, elles mettent en parallèle, d'un côté les avantages de deux bains en plus, de l'autre une prolongation de séjour d'une, quelquefois de deux semaines, et le plus souvent elles se décident à partir après un traitement de dix-huit ou dix-neuf jours, manifestement insuffisant comme durée, et dont les effets seront encore, dans bien des cas, amoindris par les fatigues d'un voyage en pleine époque menstruelle.

Le moment le plus favorable pour inaugurer un traitement thermal est le milieu de la période intermenstruelle. Après une dizaine ou une douzaine de bains, l'arrivée des règles oblige les malades à un repos qui, en dehors même de cette circonstance, répond souvent à une indication tirée de l'excitation produite par les premières applications thermo-minérales. Quand les règles ont cessé, les malades, déjà en voie de s'acclimater au traitement, sont plus aptes à bénéficier de son action sédative, et l'intervalle de temps qui sépare de la prochaine époque menstruelle permet de donner à la cure une durée en rapport avec les effets produits et ceux qu'on est autorisé à attendre. On ne saurait trop appeler l'attention des médecins sur ce point de pratique, et les engager à s en inspirer quand ils adressent une de leurs clientes à une station thermale.

Il est une question, très-importante au point de vue du traitement hydriatique des maladies des femmes, qui tient encore les gynécologues divisés : c'est celle de déterminer la part qui, dans le développement et l'évolution de ces maladies, revient, d'un côté à l'état général, diathésique ou constitutionnel, de l'autre à la lésion locale.

Les uns accordent à l'état général un rôle essentiellement prépondérant. La lésion utérine est pour eux une simple manifestation locale de la diathèse ou du vice constitutionnel, au même titre, par exemple, que la gourme ou les adénites dans la scrofule, les lésions articulaires ou les névroses viscérales dans l'arthritis, les éruptions cutanées dans l'herpétisme, les symptômes congestifs et nerveux dans la chlorose. Dans cette manière de voir, c'est moins à la lésion locale qu'à l'état constitutionnel que la thérapeutique en général, et la thérapeutique thermale en particulier, doit s'adresser ; c'est donc la nature de la diathèse qui doit servir de base au choix de la station hydro-minérale.

D'autres relèguent l'état général au second plan et trouvent, pour expliquer la fréquence et le mode d'évolution des maladies utérines, des raisons suffisantes dans les conditions anatomiques et physiologiques toutes spéciales de la matrice. Ils font valoir encore l'impossibilité où sont leurs contradicteurs de démontrer qu'à telle diathèse correspond plus particulièrement telle lésion génitale. Lorsqu'il existe, concurremment avec une de ces lésions, un état diathésique ou constitutionnel, c'est pure coïncidence, ou bien celui-ci est la conséquence de la maladie utérine : c'est ce qui arriverait fréquemment pour la chlorose, par exemple. Le thérapeutiste doit donc, avant tout, se préoccuper de la lésion locale.

Je ne saurais ici entrer dans la discussion de ce point de doctrine. Me basant uniquement sur les faits que j'ai observés, et dont plusieurs sont rapportés plus loin, je me bornerai à énoncer les propositions suivantes, qui me semblent exprimer exactement l'état des choses :

Chez bon nombre de femmes atteintes de maladies utérines, il est impossible de constater un état diathésique ou constitutionnel quelconque.

De même des malades, présentant tous les symptômes d'un état diathésique, n'ont souvent aucune manifestation morbide du côté de l'appareil génital.

Mais il est des malades chez lesquelles il est facile de trouver un état diathésique ou constitutionnel en même temps qu'une affection utérine. Dans ces cas il peut y avoir pure coïncidence entre la disposition générale et la maladie locale. Mais il en est aussi où il est impossible de nier des relations étroites entre ces deux éléments morbides, sans qu'on puisse, d'ailleurs, toujours déterminer lequel des deux a été le *primum movens*. Ce qu'il y a de certain, c'est qu'ils enferment la malade dans une sorte de cercle vicieux, la diathèse entretenant la maladie, et la maladie servant en quelque sorte d'aliment à la diathèse. Le thérapeutiste, s'il veut devenir maître de la situation, doit les combattre l'un et l'autre, soit simultanément quand la chose est possible, soit successivement et en attaquant d'abord l'élément prédominant.

Dans une période peu avancée des affections utérines, dans celle qui suit immédiatement l'état aigu ou subaigu, c'est presque toujours la maladie locale qui prédomine. Les phénomènes qui la caractérisent sont de deux ordres : les uns hypérémiques, congestifs, inflammatoires, amenant parfois des hémorrhagies et entraînant consécutivement des lésions de nutrition dans l'organe malade ; les autres nerveux ou névropathiques, limités à la région pelvienne, ou retentissant plus ou moins loin par sympathie dans toute l'économie. Les indications fournies par la prédominance de l'un de ces deux ordres de phénomènes sur l'autre s'imposent à l'attention du clinicien.

Ces réflexions me conduisent à dire, ou plutôt à répéter, que les maladies des femmes offrent à considérer trois éléments principaux que le médecin doit étudier et apprécier comparativement avant d'instituer un traitement thermal : 1° un élément diathésique ; 2° un élément fluxionnaire ou congestif; 3° un élément nerveux ou névropathique. C'est la prédominance de l'un de ces éléments sur les deux autres qui doit fournir l'indication la plus pressante.

Les faits que j'ai à exposer embrassent une grande partie de la pathologie utérine. Pour apporter de l'ordre et une certaine méthode dans les développements qui vont suivre, je diviserai les maladies qui se sont offertes à mon observation en quatre groupes principaux : 1° maladies inflammatoires ; 2° névroses; 3° troubles fonctionnels ; 4° lésions physiques et altérations organiques.

§ I. — Maladies inflammatoires.

État subaigu. — Les phlegmasies utérines, de même que les autres maladies inflammatoires, ne sont pas, à l'état aigu, justiciables des eaux minérales. On comprend, sans qu'il soit besoin d'y insister, les complications graves auxquelles les fatigues du voyage et l'excitation, quelque atténuée qu'elle soit, du traitement thermal exposeraient les malades. Mais, entre la phase initiale franchement aiguë de ces phlegmasies et l'état chronique vers lequel elles tendent trop souvent, il est une période de transition pendant laquelle, si l'on ne peut encore recourir aux eaux fortement minéralisées dont l'action excitante ramènerait presque à coup sûr les accidents aigus, il est permis de s'adresser à l'action sédative des eaux indéterminées. Telle est, du moins, la pratique de bon nombre de gynécologues, et les faits leur donnent raison.

Ainsi j'ai donné des soins à une dame, âgée de 34 ans environ, dont l'état de la poitrine avait donné quelques inquiétudes par suite d'hémoptysies assez fréquentes et assez abondantes. Il y a près de dix-huit mois, à la suite d'une fausse couche, elle a été prise de douleurs hypogastriques et lombaires extrêmement vives qui lui ont rendu la marche impossible; depuis cette époque elle a constamment gardé le lit. Les différents traitements qu'elle a suivis l'ont peu ou point soulagée. Elle consulte, deux mois avant que je la voie, un de nos gynécologues les plus distingués, qui constate une métrite subaiguë avec antéversion de la matrice, et conseille avant tout un traitement émollient suivi d'une cure à Néris.

A son arrivée dans cette station, le 24 juillet, la malade présente l'état suivant : les douleurs hypogastriques ont été peu modifiées; la marche est toujours impossible ; tout ce que peut la malade, c'est de se soutenir pendant quelques instants sur les jambes. Le matin elle tousse encore, et rend quelques crachats rouillés ; l'auscultation ne révèle rien autre chose que de gros râles de bronchite disséminés dans les deux poumons. Elle a, dit-elle, parfois un mouvement fébrile, revenant par accès irréguliers : je n'ai pas eu occasion de le constater. Au toucher, on trouve un engorgement considérable du col, qui est mou, très-sensible, et rejeté fortement en arrière dans la courbure du sacrum ; le corps est en avant, contre le pubis ; les parties ont une chaleur exagérée. La combinaison du palper abdominal et du toucher ne dénote aucun engorgement du côté des annexes, mais une grande sensibilité hypogastrique, plus vive à gauche qu'à droite. Au spéculum, le col paraît gros, fortement hypérémié, dépourvu de son épithélium sur une large surface; écoulement muco-purulent de moyenne abondance.

Je prescris simplement des bains généraux de 34 à 35° et des bains locaux au moyen du spéculum dont il a été parlé plus haut. On augmente progressivement la durée des bains jusqu'à une heure et une heure et demie. On essaie ensuite de substituer aux bains locaux des irrigations vaginales faites avec les plus grandes précautions, mais on est bientôt obligé de renoncer à celles-ci, parce qu'elles réveillent les douleurs hypogastriques. La malade ne supporte pas mieux les douches sédatives dirigées sur la région pelvienne ; l'état de la poitrine ne permet pas d'user des douches révulsives ; le traitement reste donc limité aux bains.

L'excitation de la première période est modérée. Les règles apparaissent le 8 août et ne s'accompagnent pas de douleurs trop vives ; leur abondance est à peu près normale. Le traitement est repris le 13 août et suivi jusqu'au 21, date du départ de la malade. Les phénomènes pulmonaires n'ont pas été accrus ; ils n'ont subi aucune modification. Par contre, les symptômes pelviens se sont amendés. Les douleurs hypogastriques ont diminué ; la malade a plus de force ; elle se soutient mieux sur les jambes, et peut même, sans accroître ses douleurs, faire quelques pas dans la chambre. Les nuits sont plus calmes, l'appétit meilleur. En somme, non-seulement la cure thermale n'a pas ramené les accidents aigus, mais encore elle a produit, dans tous les symptômes, une sédation qui permettra sans doute bientôt une intervention plus active de la part du médecin de la malade ; c'est là, d'ailleurs, le but qu'il s'était proposé en l'envoyant à Néris, et ce but a été atteint.

L'année précédente, j'ai reçu à Néris une dame atteinte d'ovarite subaiguë. La matrice participait, comme c'est le cas ordinaire, à l'inflammation, mais l'ovaire était évidemment le point de départ des phénomènes les plus pénibles dont souffrait la malade. Au toucher, on constatait un engorgement considérable du col et un certain degré de rétroversion ; la sensibilité de l'utérus, quoique exagérée, surtout à la face postérieure du col, ne dépassait pas cependant une moyenne intensité ; mais le doigt, enfoncé profondément dans le cul-de-sac postéro-latéral gauche, rencontrait une petite tumeur, fuyant devant lui, difficile par conséquent à circonscrire, d'une sensibilité excessive : c'était l'ovaire. En combinant le palper abdominal avec le toucher vaginal, ou développait cette sensibilité au plus haut degré. En raison même de l'acuité de cette souffrance, qui lui arrachait des cris, la malade s'est refusée au toucher rectal. La douleur, sourde, continue, s'exaspère et devient très-vive quand la malade veut faire un mouvement; elle rend la marche à peu près impossible, la position assise difficile, et, dans la position couchée, oblige la malade à avoir constamment les jambes dans la demi-flexion. Il va sans dire que l'état général se ressent de ces souffrances locales : mouvement fébrile irrégulier, fréquent surtout le soir, inappétence, dyspepsie, pâleur, amaigrissement, flaccidité des chairs, nervosisme, abattement, aspect cachectique.

La malade, pour des raisons étrangères aux soins de sa santé, n'a pu faire à Néris qu'une saison de dix-sept jours, saison beaucoup trop courte pour qu'elle ait pu en retirer un grand bénéfice. Cependant, à son départ, une sorte de détente semblait se produire dans son état; les mouvements étaient plus libres, les positions qu'elle pouvait prendre sans trop souffrir, plus variées, les nuits plus calmes, l'appétit meilleur. Si elle n'eût été obligée de cesser prématurément le traitement thermal, tout faisait espérer une amélioration plus accentuée. Quoi qu'il en soit, ce qui ressort de ce fait, et ce qui m'a engagé à le rapporter brièvement, c'est que la malade a pu prendre progressivement des bains d'un quart-d'heure à deux heures et demie, sans voir survenir aucune complication du côté des organes pelviens.

Dans les deux faits qui précèdent, la maladie remontait à plusieurs mois et n'avait que des rapports plus ou moins éloignés avec une fausse couche. Les cas où l'affection est plus récente et d'origine puerpérale ne contre-indiquent pas toujours l'emploi des eaux de Néris. J'ai été appelé en consultation pour une jeune dame qui, consécutivement à un accouchement remontant à un mois et demi environ, a été prise d'un phlegmon du ligament large du côté droit. Après avoir calmé, par un traitement approprié, les symptômes aigus, le médecin de cette dame, qui exerce non loin de Néris et est par conséquent très-familiarisé avec les propriétés de ces eaux, n'a pas hésité à y faire transporter sa cliente et à lui prescrire des bains tempérés d'une durée progressivement croissante jusqu'à une heure et demie et même deux heures. Quand j'ai été appelé à voir la malade, avec mon confrère, elle présentait l'état suivant : facies pâle, altéré, dénotant la souffrance; pouls petit, fréquent; peau chaude, sèche; décubitus latéral, le corps plié en deux et avec une rétraction de la cuisse droite, qui aurait fait admettre une propagation de la phlegmasie au tissu cellulaire de la fosse iliaque ou au psoas, si ce symptôme ne se rencontrait aussi parfois dans le phlegmon des ligaments larges. Au toucher, parties chaudes, col gros et mou, pas trop sensible à une pression modérée, et quand on ne cherche pas à le faire basculer ; en portant le doigt dans le cul-de-sac latéral droit et en déprimant à ce niveau, de l'autre main, la paroi abdominale, on sent les tissus interposés tuméfiés, indurés. Cet examen provoque de vives douleurs chez la malade, ou plutôt exaspère les douleurs sourdes, continues, gravatives qu'elle éprouve, et dont le moindre mouvement, la moindre pression, les efforts de miction ou de défécation augmentent l'acuité.

La malade a assez vivement ressenti l'excitation de la première période du traitement ; puis elle s'y est acclimatée. Cependant, elle n'a pu supporter des bains de deux heures ; on a dû revenir à des bains d'une heure et ne pas les dépasser. Un jour aussi, par inadvertance ou excès de zèle, la baigneuse lui a administré une douche tempérée sur l'hypogastre ; il s'en est suivi une aggravation momentanée des douleurs, et on s'est gardé de recommencer. Le traitement a donc consisté en des bains d'un quart d'heure à une heure. Aucune complication n'est survenue. Après trois semaines la douleur s'est un peu amendée, la rétraction de la cuisse a diminué, les mouvements sont devenus plus faciles, les nuits plus calmes, l'appétit meilleur, par suite l'état général plus satisfaisant. L'amélioration, quoique légère encore, a permis d'en espérer une plus grande après une deuxième saison, mais le médecin de la malade a pensé, avec raison, que celle-ci devait être séparée de la première par un certain temps de repos, et la malade a dû la faire après mon départ de Néris. Je ne puis et ne veux préjuger le résultat de cette seconde saison. Ce que je tiens surtout à faire remarquer ici, c'est l'absence de toute complication et la parfaite tolérance de la malade pour les eaux de Néris, prudemment administrées, dans un cas de phlegmasie pelvienne post-puerpérale de date récente et à la période subaiguë, on pourrait presque dire à l'état aigu.

Ce fait, joint aux précédents, montre que les eaux indéterminées, comme celles de Néris, peuvent, à l'encontre des eaux fortement minéralisées, être employées sans danger et parfois avec avantage dans certains cas où les symptômes aigus ne sont pas complétement apaisés ; c'est là une ressource que le praticien doit connaître, et que, dans telle circonstance, il serait coupable de négliger. J'ajouterai que cet état subaigu des phlegmasies utérines n'est pas toujours consécutif à l'état aigu ; on l'observe bien plus souvent dans les phlegmasies chroniques dont les manifestations, soit anatomiques, soit symptomatiques, reçoivent, à un moment donné, comme un coup de fouet sous l'influence de causes qu'il n'est pas, d'ailleurs, toujours facile de déterminer. C'est surtout dans ces cas que l'usage des eaux indéterminées est indiqué, et, en entrant dans les détails qui précèdent, j'ai eu moins en vue d'en vanter l'emploi à la période terminale de l'état aigu que de rassurer les praticiens contre les craintes qu'ils pourraient concevoir, en prescrivant ces eaux, des recrudescences subaiguës des phlegmasies chroniques.

État chronique. — La chronicité est un des caractères généraux des maladies utérines. « Alors même, dit M. Courty, qu'on les voit se présenter avec un cortége de symptômes aigus ou affecter une marche aiguë, on peut dire que toutes les maladies utérines sont des maladies primitivement chroniques. » Ce caractère, joint à la fréquence des mêmes maladies, explique le contingent considérable que la pathologie spéciale de la femme apporte habituellement à la clientèle des eaux minérales.

Parmi les phlegmasies chroniques de l'appareil génital de la femme, la métrite occupe le premier rang. Non-seulement elle est fréquente à l'état isolé, mais encore elle accompagne ou complique le plus grand nombre des autres maladies de la matrice ou des organes pelviens. C'est elle qui, dans la thérapeutique thermale de ces maladies, fournit presque toujours les principales indications ou contre-indications. Ce que j'aurai à en dire s'appliquera en grande partie aux inflammations des autres organes contenus dans le petit bassin. Je commencerai donc par la métrite et ajouterai, presque à titre de simples corollaires, quelques développements concernant ces dernières phlegmasies.

I. Métrite. — L'expression de *métrite chronique* est assez mal définie et a donné lieu à de nombreuses discussions parmi les gynécologues. Si l'on tient compte de la durée, toujours fort longue, de la maladie et des altérations, variables suivant l'époque de son évolution, qu'elle peut entraîner dans les conditions anatomiques et fonctionnelles de la matrice, on comprend les divergences d'opinions que son étude a soulevées. Les uns, frappés avant tout de la lésion locale qui s'offrait à leur examen, en ont fait une sorte d'entité morbide distincte, isolée, et ont décrit, comme autant d'espèces ou de types différents, la fluxion, la congestion, la métrite interne, la métrite parenchymateuse, la métrite du col, la métrite du corps, l'ulcération, les granulations, les fongosités, l'engorgement, l'hypertrophie, l'induration. Les autres, reliant entre eux ces divers états de la matrice et les rattachant à un même processus dont ils traduiraient les différents degrés ou les différentes phases d'évolution, depuis l'hypérémie simple, qui marquerait le début, jusqu'à l'induration hypertrophique, qui constituerait l'une des modifications les plus avancées, les ont réunis en un ensemble morbide synthétique, qui n'est autre que la métrite chronique.

Je ne saurais ici prendre parti dans ce débat sans être entraîné à des développements qui m'éloigneraient considérablement de mon sujet. Je me bornerai à dire que, au point de vue clinique restreint et spécial où je suis placé, la manière synthétique d'envisager les différents modes de la métrite chronique répond mieux que la méthode analytique à la réalité des faits. Certes, l'hypérémie ou la congestion peut s'arrêter au premier degré et ne pas aboutir à l'inflammation ; la muqueuse utérine, en particulier la muqueuse externe du col, peut-être le siége d'éruptions qui deviennent le point de départ d'ulcérations n'ayant aucun lien avec la métrite ; une hypertrophie de la matrice peut être la conséquence d'une simple congestion répétée, ou d'un arrêt dans le mouvement de régression qui suit l'accouchement, et, dans l'un ou l'autre cas, elle est indépendante de tout travail inflammatoire ; mais, eu égard aux formes qui réclament plus spécialement les eaux de Néris, il faut éliminer la congestion qui les contre-indique au même titre que les autres eaux minérales, et l'hypertrophie ou l'induration hypertrophique qui demande des eaux plus fortement minéralisées, ayant une action à la fois plus excitante et plus résolutive. D'autre part, les éruptions primitives de la muqueuse cervico-utérine sont rares. Les autres modes morbides mentionnés plus haut ont, avec le processus inflammatoire, des rapports plus difficiles à contester; aussi, cliniquement, est-il permis de les considérer comme autant d'expressions anatomiques de la métrite chronique. Dans les observations que j'aurai à rapporter, je les comprendrai sous cette dénomination générique.

J'ai distingué, dans les affections utérines, trois éléments principaux qui servent de base à autant d'indications générales : un élément diathésique ou constitutionnel, un élément congestif et un élément nerveux.

La métrite à forme congestive, à plus forte raison celle qui s'accompagne de métrorrhagie, contre-indique l'emploi des eaux minérales. Deux faits que j'ai observés, dont l'un a été déjà rapporté (p. 86), et dont l'autre sera relaté plus loin, m'ont démontré que, sous ce rapport, les eaux de Néris ne font pas exception.

J'étudierai le rôle de l'élément nerveux en même temps que celui de l'élément diathésique. Pour mieux préciser les résultats du traitement thermal, je diviserai les cas de métrite que j'ai observés en trois groupes, suivant que la phlegmasie utérine était simple ou compliquée, soit d'un état diathésique ou constitutionnel, soit d'une autre maladie de l'appareil génital.

1° *Métrite simple.* — La métrite simple, sans complication diathésique, sans coïncidence d'une autre maladie génitale, ce que l'on pourrait appeler la métrite vulgaire, avec son cortége symptomatique si bien connu et ses lésions non moins banales, est certainement l'une des maladies qui sont le plus heureusement modifiées par les eaux de Néris. J'en rapporterai quelques exemples, parmi les faits nombreux qu'il m'a été donné d'observer et de recueillir.

Mme X..., âgée de 26 ans, est d'une constitution délicate. Teint chloro-anémique, quelques palpitations, essoufflement facile par une marche un peu précipitée. Depuis quelques années, madame se plaint de douleurs lombaires et hypogastriques, à peu près constantes, mais redoublant d'intensité à l'époque des règles. La menstruation est irrégulière au point de vue de la périodicité comme de la quantité de sang perdue. Elle est suivie de pertes blanches abondantes qui fatiguent considérablement la malade. Appétit capricieux, grande impressionnabilité, accès alternatifs de gaîté et de tristesse.

A l'examen, je trouve, par le toucher, une légère antéversion, le col un peu long, mou, gros, assez sensible. La palpation abdominale développe aussi de la sensibilité dans la fosse iliaque gauche; rien cependant à noter du côté des annexes de l'utérus. Au spéculum, col congestionné, exulcéré au pourtour de l'orifice, d'où exsude, en assez grande quantité, un liquide blanc, transparent, visqueux.

Je prescris des bains à 35°, des irrigations vaginales avec l'eau du bain, quelques badigeonnages iodés sur le col, *intus* et *extra*, enfin des douches écossaises à titre de reconstituant général. Le traitement, commencé le 27 juin, interrompu du 9 au 13 juillet, à l'époque des règles, et du 24 au 30 juillet pendant un petit voyage, a pris fin le 8 août. Amélioration générale et progressive : teint meilleur, appétit plus constant, marche facile sans essoufflement, douleurs disparues, col moins gros, insensible, ulcération cicatrisée ; il ne reste plus qu'un peu de catarrhe utérin.

A l'encontre de la malade précédente, Mme Y..., âgée de 30 ans environ, paraît jouir d'une forte constitution. Tempérament lymphatique et tendance marquée à l'obésité. Depuis sa dernière couche, qui remonte à plusieurs années, elle est sujette à la migraine, revenant tous les dix ou quinze jours, et à diverses névralgies, entre autres à une douleur ovarienne qui devient parfois très-intense, surtout à l'époque des règles. Celles-ci sont assez régulières; elles sont suivies de pertes blanches qui durent pendant toute la période intermenstruelle, et sont parfois assez abondantes pour irriter la vulve et la partie supérieure des cuisses. Constipation opiniâtre. Madame présente parfois des phénomènes nerveux hystériformes, devenus peut-être un peu plus fréquents depuis de récentes préoccupations morales. A l'examen, sensibilité vive dans la région ovarienne gauche, sans qu'il y ait à noter rien d'anormal ; col gros, mou, largement entr'ouvert, exulcéré, peu sensible au toucher, donnant isssue à une assez grande quantité de liquide visqueux. La malade demande certainement à être soulagée des phénomènes symptomatiques de son affection utérine, mais elle s'inquiète peut-être encore davantage de l'obésité qui la menace. Tenant compte de la double indication, je prescris des bains à 34°, des irrigations vaginales pendant le bain, quelques badigeonnages iodés sur le col, des douches écossaises suivies d'une longue promenade amenant une forte réaction, un ou deux verres à bordeaux d'eau d'Hunyadi-Janos à prendre tous les deux jours.

Sous l'influence de ce traitement, une amélioration marquée s'est produite. Madame n'a eu qu'un accès de migraine en vingt-cinq jours ; la douleur ovarienne s'est fortement atténuée, les pertes blanches ont diminué ; l'ulcération du col est en voie de cicatrisation; la malade, plus légère à la marche, fait de très-longues courses sans être fatiguée.

Cette prompte amélioration que les malades ressentent à la suite du traitement thermal exerce la plus salutaire influence sur leur moral, parfois si profondément affecté dans les maladies de l'appareil génital. Une dame des environs de Néris, âgée de 36 ans, lymphatique, assez robuste néanmoins, mère de famille, vient me consulter pour des douleurs lombo-abdominales, dont elle souffre depuis deux ou trois ans, et qui prennent une grande intensité à l'époque menstruelle. Ses règles sont plus fréquentes ; elles reviennent tous les quinze ou vingt jours. A ce moment, les douleurs de reins sont tellement vives que la marche est très-pénible. Dans l'intervalle, pertes blanches très-abondantes. Troubles digestifs permanents; grande impressionnabilité; tristesse profonde. La malade a consulté une sage-femme, qui lui a dit qu'elle est atteinte d'une maladie de matrice; elle croit cette maladie de mauvaise nature et incurable; de là son découragement,

A l'examen, je trouve le col gros, un peu allongé, mou, sensible, mobile, présentant une ulcération granuleuse qui recouvre la plus grande partie du museau de tanche et pénètre dans la cavité cervicale; leucorrhée utérine abondante; rien du côté des annexes.

Sous l'influence de bains à 34°, d'irrigations vaginales et de douches sédatives sur le bas-ventre, la malade ne tarde pas à voir la plupart des symptômes s'améliorer; les douleurs diminuent, les pertes blanches sont moins abondantes, l'appétit plus régulier, le sommeil plus calme, la marche plus facile. L'ulcération du col tend évidemment à s'amoindrir et présente un meilleur aspect. Mais si la malade est remontée au physique, elle l'est bien plus encore au moral; elle ne doute plus d'une possibilité de guérison complète, elle est rassurée sur l'avenir, et certes, cet effet moral du traitement mérite bien qu'on le signale, car il est parfois d'une haute importance dans les maladies qui exercent sur l'économie une grande dépression.

Dans les trois observations qui précèdent, la métrite était primitivement chronique et n'avait pas atteint le degré qui oblige les femmes à se soustraire aux exigences de la vie ordinaire. Malgré leurs souffrances, les malades avaient ajourné les soins spéciaux que leur état réclamait, et c'est à Néris seulement qu'elles les ont inaugurés : ce cas est l'exception; le plus souvent, on peut dire presque toujours, la cure thermale n'est que le complément d'un traitement plus ou moins long, déjà suivi par les malades, et qui, d'habitude, a été tout à la fois local et général. Ce traitement préalable, outre que, d'ordinaire, il s'impose tout naturellement au médecin, ne peut qu'aider puissamment à l'action consécutive de la cure thermale, et je partage la manière de voir de M. Desnos, quand il dit : « Ce n'est point, dans la plupart des cas du moins, au moment où l'on vient de constater une lésion de l'utérus, qu'il peut être utile d'envoyer une malade aux eaux, la métrite fût-elle même dans ces conditions de chronicité, d'absence d'accidents aigus que nous venons de réclamer comme les plus favorables. Il faut encore que la matrice ait été convenablement préparée à la cure thermale ; il faut, dans l'intérêt même de cette cure, que le médecin ait tiré, des moyens que la thérapeutique ordinaire met à sa disposition, tout le parti possible. » (1). C'est dans ces conditions que j'ai obtenu les meilleurs résultats ; le fait suivant en est un remarquable exemple.

Mme X..., d'une belle et forte constitution, a été réglée à 16 ans. A chaque époque, revenant d'ailleurs assez régulièrement, elle rendait, même avant son mariage, de nombreux caillots, et ressentait de vives souffrances dans le bas-ventre et dans les reins. Enceinte vers la fin d'avril 1874, elle est prise, pendant un voyage et au quatrième mois de sa grossesse, de frissons, de douleurs, et, malgré les soins appropriés, elle fait une fausse couche. Un mois après, à la suite d'une grande fatigue causée par les cahots d'une voiture, les pertes blanches qu'elle a conservées depuis sa fausse couche deviennent sanguinolentes ; en même temps apparaissent de fortes douleurs. Le repos amène un certain amendement ; mais, sous l'influence d'une injection astringente pendant laquelle un peu d'air est insufflé dans le vagin, des douleurs extrêmement vives se manifestent dans le ventre et dans tout le bassin, en s'accompagnant

---

(1) Desnos. *Du traitement des maladies des femmes par les eaux minérales.*

de tympanisme et de lipothymies. La violence des accidents ne tarde pas à se calmer, mais les douleurs persistent et ne sont guère amendées que par l'application de vésicatoires. A ce moment, le confrère qui m'a adressé Mme X..., appelé à lui donner des soins, constate l'état suivant : comme phénomènes fonctionnels, douleurs hypogastriques spontanées et à la pression; douleurs à la région sacrée, névralgies ilio-lombaires et crurales, flueurs blanches, règles douloureuses, d'une abondance et d'une durée insolites pour la malade; constipation opiniâtre, défécation douloureuse, lavements causant des souffrances intolérables; — comme symptômes objectifs, au toucher, col légèrement abaissé, porté en avant, derrière la symphyse pubienne, donnant au doigt la sensation d'un orifice légèrement déchiqueté et d'une érosion granuleuse, mobile d'ailleurs; culs-de-sac antérieurs et latéraux libres; dans le cul-de-sac postérieur, tumeur faisant un angle prononcé, ouvert en bas, avec le col, peu mobile, douloureuse au toucher, donnant la sensation du corps de l'utérus augmenté de volume, enflammé ou entouré de produits plastiques épanchés dans le tissu cellulaire ou le cul-de-sac péritonéal; à l'examen au spéculum, pratiqué un peu plus tard, col de volume normal, offrant une érosion granuleuse de la largeur d'une pièce de 50 centimes, s'étendant également sur les deux lèvres du museau de tanche, pénétrant dans la cavité du col; écoulement utérin, muqueux, filant, contenant une forte proportion de leucocytes.

A ces signes, que je reproduis d'après ses propres notes, mon savant confrère diagnostique « une endo-métrite avec ulcération du col, suite d'avortement, en même temps qu'un peu de rétroversion avec rétroflexion très-accentuée, engorgement inflammatoire de l'utérus rétrofléchi, et complication d'un certain degré de périmétrite ».

Le traitement a consisté d'abord dans l'usage de cataplasmes, d'injections émollientes et narcotiques chaudes, de pommades calmantes, et surtout dans le repos absolu que la malade a gardé pendant sept mois. Pour modifier l'état du col, on a fait quelques cautérisations au nitrate d'argent. Ces cautérisations ont eu constamment pour effet de réveiller les douleurs et de produire de véritables métrorrhagies; aussi n'en a-t-on pratiqué qu'une par mois.

Après sept mois de traitement et de repos absolu, les différents symptômes s'amendent; les règles avancent toujours, mais sont moins douloureuses; l'érosion commence à se cicatriser par places et est moins granuleuse; l'écoulement utérin persiste, mais moins abondant, et n'est plus puriforme; la rétroflexion et l'inflammation du corps utérin, la périmétrite, ont diminué, en ce sens que le toucher en arrière est moins douloureux et qu'il faut porter le doigt plus haut pour atteindre le corps de la matrice. Avec une ceinture abdominale, la malade commence à se lever pendant une partie de la journée et à s'essayer à marcher, mais c'est avec peine, en raison de la sensation de poids qu'elle éprouve au niveau du rectum et du périnée. L'état général est bon d'ailleurs, et les fonctions digestives s'accomplissent d'une manière satisfaisante.

C'est dans ces conditions que la malade m'est adressée à Néris. Le voyage la fatigue énormément; elle est obligée de s'arrêter deux jours à Montluçon avant d'oser franchir les 7 kilomètres qui séparent cette ville de la station thermale. Quand elle s'est un peu reposée, je constate, par l'examen local, les signes que je viens d'énumérer et qu'il est inutile de répéter; je me bornerai à dire que, probablement par suite des fatigues du voyage, les douleurs, soit spontanées, soit provoquées par le toucher ou l'introduction du spéculum, sont plus vives qu'avant le départ de la malade; l'écoulement utérin est aussi plus abondant; la marche est à peu près impossible.

Une métrite à type *irritable*, comme la désigne M. Desnos,

et à tendance hémorrhagique, ne saurait réclamer trop de précautions dans l'application de la médication thermale. Je prescris donc à Mme X... des bains à 35°, d'une durée de dix minutes qu'on augmente progressivement de cinq minutes tous les jours, et le bain local, qu'on remplace quelques jours après par des irrigations vaginales, de deux ou trois minutes de durée seulement, faites avec les plus grands ménagements. Il serait inutile de suivre jour par jour l'effet du traitement ; je me bornerai à dire que la malade s'y est promptement acclimatée; qu'elle l'a suivi pendant deux mois ; qu'à la fin elle prenait des bains d'une heure et demie à deux heures et des irrigations d'une demi-heure, en deux fois ; les règles sont revenues, non plus en avance, ni en trop grande abondance, mais à l'époque voulue et en quantité normale, sans douleur, sans caillots ; les névralgies et la sensation pénible ressentie au périnée ont disparu ; la malade a marché de plus en plus facilement sans souffrir, si bien que, avant de quitter Néris, elle a pu faire à pied, et à travers champs, une promenade d'environ 5 kilomètres. J'ajouterai que cette amélioration a persisté, qu'un nouvel essai de médication active, pour achever la guérison, a eu pour effet de ramener les anciennes douleurs, et qu'on y a vite renoncé ; que la malade est venue, l'an dernier, faire une deuxième saison à Néris à peu près dans les mêmes conditions que la première, et que, de tous les symptômes généraux ou locaux qu'elle a offerts, il ne reste plus qu'un peu de leucorrhée ; avec la disparition des phénomènes et des lésions inflammatoires, la matrice s'est redressée et a repris sa position normale.

Cette observation, par la nature et l'étendue des lésions, l'intensité des phénomènes, la période de la maladie, le traitement antérieurement suivi, la médication thermale mise en usage et l'effet de cette médication, donne une idée de l'action des eaux de Néris dans la métrite ; c'est une observation en quelque sorte typique ;

aussi n'ai-je pas craint de lui consacrer d'assez longs développements.

Il faut reconnaître, d'ailleurs, et ne pas craindre de le dire, pour ne pas exposer les malades à des déceptions parfois cruelles, que tous les cas ne sont pas aussi heureux; le résultat qui précède, sans être exceptionnel, ni même rare, ne saurait être généralisé; les effets de la cure thermale varient nécessairement avec le degré, la forme, l'ancienneté de la maladie et les dispositions particulières à chaque malade. Mais, ce qu'il est permis d'affirmer, c'est que la métrite simple est toujours influencée favorablement par les eaux de Néris. Le fait suivant donne en quelque sorte la moyenne de l'amélioration produite par l'usage de ces eaux.

Mme X..., âgée de 30 ans, est d'une constitution assez délicate. Ses souffrances remontent à plusieurs mois, et sont consécutives à un accouchement qui, du reste, n'a rien présenté d'anormal. Elle éprouve des douleurs hypogastriques et lombaires qui lui rendent la marche et les promenades en voiture extrêmement pénibles. En même temps sont survenues des pertes blanches très-abondantes, qui l'ont beaucoup affaiblie. Elle a des palpitations, des essoufflements, des élancements de névralgie intercostale. Parfois elle est prise d'un tremblement nerveux général, avec agitation, malaise, appréhensions; ces phénomènes nerveux reviennent sous forme d'accès et laissent la malade dans un profond état d'accablement physique et moral. Le médecin à qui Mme X... se confie a constaté une métrite avec ramollissement fongueux du col. Sous l'influence du traitement auquel il la soumet, tous les symptômes s'amendent et l'état du col s'améliore. C'est pour compléter et consolider la cure qu'il m'adresse la malade à Néris.

A son arrivée dans cette station, le 23 juin, Mme X... ne peut faire encore que de courtes promenades, et la voiture la fatigue beaucoup. Les douleurs hypogastriques et lombaires n'ont pas complétement disparu. Les pertes blanches sont encore relativement abondantes. Il y a plusieurs jours qu'elle n'a eu ce qu'elle appelle un accès de fièvre nerveuse. A l'examen, le col est encore mou, gros, d'une sensibilité modérée; il présente, au pourtour de l'orifice, une ulcération légèrement fongueuse; un bouchon muqueux, transparent, glutineux, strié de matières épaisses et blanchâtres, s'échappe de la cavité cervicale et est assez difficile à enlever avec un tampon de ouate. Rien du côté des annexes. Je prescris des bains à 34°, des irrigations vaginales pendant le bain, quelques badigeonnages iodés sur le col, et, comme reconstituant général, des douches écossaises.

Le traitement est bien supporté. Le 8 juillet, apparition des règles, repos. Le 10, accès nerveux, agitation, animation de la face, inappétence, énervement, idées tristes. Cet accès dure une demi-journée; mais deux jours après, la malade ressent encore la fatigue qui en a été la suite habituelle. Le traitement est repris le 13 juillet et continué, sans interruption, jusqu'au 30. A ce moment le col a perdu de sa grosseur et de sa mollesse; il a un aspect à peu près normal; l'ulcération est cicatrisée, l'écoulement leucorrhéique a diminué de plus de moitié. La malade n'a plus eu de crise nerveuse; ses douleurs hypogastriques et lombaires se sont calmées; elle a bon sommeil, bon appétit, se sent plus forte et peut, sans fatigue, faire de longues promenades. Elle quitte Néris dans cet état satisfaisant.

Trois mois après, madame veut bien me donner de ses nouvelles. Il s'est produit chez elle un phénomène que j'ai noté chez bon nombre de malades, je veux parler d'une sorte de recrudescence ou de rechute consécutive au traitement thermal, rechute toujours temporaire, et qui, sans intervention d'aucune médication nouvelle, fait place à une amélioration définitive.

« J'ai été longtemps et fortement, m'écrit Mme X..., sous l'influence des eaux de Néris. Pendant plus d'un mois, j'ai eu des souffrances nerveuses comme celles que j'ai ressenties précédemment. Cela s'est porté même une fois assez violemment aux parties; mais à la suite de chacune de ces espèces de crises, il y avait une véritable amélioration locale. Pendant huit ou dix jours au moins, j'ai eu des besoins de prendre singuliers ; je prenais même du bouillon entre mes repas. Au milieu de tout cela, les forces revenaient, la voiture me fatiguait de moins en moins. Ce mois-ci il y a un mieux local encore plus sensible. Je sors bien plus longtemps sans fatigue, j'agis, j'ai plus de force. Les pertes ont à peu disparu. Cependant je les ai eues dernièrement assez abondantes pendant quelques jours, mais *sans fatigue*, et je me suis demandé si elles étaient de même nature. En résumé, tout en ne pouvant pas encore me regarder comme libre de mes mouvements, je vais beaucoup mieux. »

Je puis ajouter que, depuis lors, cette amélioration n'a fait que s'accroître et s'affermir.

J'ai déjà dit que la métrite avec prédominance des phénomènes nerveux ou névropathiques réclame tout spécialement les eaux de Néris ; ici la médication thermale est également appropriée aux symptômes morbides et à la cause qui les entretient : de là, sans doute, son efficacité à la fois plus certaine et plus complète. Aux exemples que j'ai déjà rapportés, j'en joindrai un autre qui me paraît digne d'intérêt.

Une jeune dame de 30 ans environ m'est adressée avec la lettre suivante, dans laquelle son médecin a parfaitement résumé ses antécédents et les phénomènes actuels qu'elle présente :

« Mme X..., dit mon savant confrère, née d'un père robuste et d'une mère peu forte, a toujours été assez irrégulièrement réglée, mais jouit d'une bonne santé générale, quoique en apparence un peu délicate. Elle n'a eu qu'un enfant, et c'est surtout après sa couche, qui remonte à huit ou neuf années, que sa santé s'est altérée, sans l'obliger cependant à prendre du repos.

« Madame est atteinte d'une névropathie dont les manifestations ont varié. Elle a été sujette à des névralgies dorso-intercostales et à des migraines plus persistantes, qui paraissaient dépendre de l'estomac, car elles disparurent complétement pendant une saison passée à Vichy, pour revenir ensuite.

« Depuis assez longtemps il y a eu des douleurs de reins plus ou moins persistantes, qui furent d'abord attribuées exclusivement à une affection utérine (métrite du col) qui nécessita plusieurs cautérisations, dont une au fer rouge. Mais, l'affection utérine étant disparue, les douleurs de reins persistèrent et coïncidaient avec des engourdissements, des fourmillements, des raideurs musculaires légères dans les membres supérieurs et inférieurs, sans troubles de miction ou de défécation.

« Divers traitements, en particulier l'hydrothérapie à Divonne, les bains sulfureux à Luchon et, en dernier lieu, l'hydrothérapie faite à Passy avec énergie pendant plusieurs mois, ont été mis en usage. Les accidents nerveux se sent sensiblement améliorés; mais il me semble urgent d'avoir recours aux eaux de Néris, ainsi que je l'avais conseillé déjà l'an dernier; je ne doute pas que Mme X... ne retire de l'emploi de ces eaux le plus grand avantage.

« En mars dernier, il existait au col utérin une légère excoriation qui a cédé facilement à trois cautérisations superficielles et à l'application d'un tampon de tannin en poudre. »

La malade arrive à Néris le 18 juin. Elle ressent toujours des douleurs de reins, des engourdissements et des fourmillements dans les membres. Elle se fatigue vite en marchant; son sommeil est agité. Elle a des pertes blanches encore assez abondantes. A l'examen, je trouve que l'exulcération du col, guérie au mois de mars, a reparu. Le col est rouge et un peu sensible à la pression. Quand on le fait basculer, on réveille les douleurs de reins. Il m'est difficile, en présence de ces signes, de ne pas admettre un lien étroit entre l'affection utérine et les phénomènes névropathiques présentés par Mme X... Si ces derniers ont persisté, c'est que la métrite elle-même n'a pas été complétement guérie ; la réapparition, à différentes reprises, de l'ulcération du col, plaide en faveur de cette opinion. J'institue donc un traitement à la fois général et local : bains tempérés, douches sédatives, irrigations vaginales avec l'eau du bain, badigeonnages sur le col avec de la teinture d'iode ; un peu plus tard, douches écossaises.

Les premiers jours de traitement amènent un peu d'excitation, puis le calme vient et progresse en même temps que les forces s'accroissent. J'ai rarement vu une amélioration se manifester d'une manière à la fois si prompte et si complète. En effet, quand la malade quitte Néris, le 9 juillet, l'ulcération du col est cicatrisée, les pertes blanches ont diminué considérablement, les douleurs de reins, les fourmillements, les engourdissements ont complétement disparu, le sommeil est devenu calme et réparateur, la marche facile sans fatigue ; en un mot madame est dans un état de bien-être qu'elle ne connaissait pas depuis longtemps.

On me voit à peu près constamment, dans les faits de métrite qui précèdent, joindre le traitement hydriatique local au traitement général. Je complète quelquefois le premier soit par des applications modificatrices et résolutives, comme les badigeonnages iodés, soit par des applications calmantes dans les cas d'une grande irritabilité de l'utérus. Le plus souvent je me borne à recourir aux moyens balnéothérapiques mentionnés plus haut, bain local, irrigations, douches internes. Ce traitement local, qui, je le répète, demande toujours à être dirigé avec les plus grandes précautions, constitue un élément important de la cure thermale, et il n'est pas indifférent, pour le succès de cette cure, qu'on y ait ou non recours ; le fait suivant en est la preuve.

J'ai donné des soins, en 1875, à une dame de 32 ans, fortement constituée, qui avait été d'abord envoyée à une station d'eaux minérales sulfureuses pour une affection rhumatismale subaiguë et une pharyngite granuleuse; mais sa grande excitabilité ne lui a pas permis de supporter la médication sulfureuse, et le confrère qui, dans cette station, lui donnait des soins, d'accord avec son médecin habituel, me l'adresse à Néris.

La malade a offert ou présente actuellement une foule d'accidents qui trahissent une disposition générale rhumatismale. Elle a été traitée, il y a quelques années, pour une métrite granuleuse, dont elle se dit guérie. Depuis deux ans elle souffre de douleurs articulaires. A une autre époque elle a eu de l'eczéma aux oreilles. Actuellement elle a une irritation des premières voies respiratoires et des granulations sur la muqueuse pharyngée. Elle présente en outre une poussée rhumatismale subaiguë du côté des deux genoux. Le droit est plus sensible, plus raide que le gauche. L'un et l'autre sont le siége de craquements intenses quand on fait mouvoir la jambe sur la cuisse. Il va sans dire que la malade marche avec peine. Le repos au lit ne fait pas disparaître entièrement la douleur. Le côté droit, dont le genou est le plus malade, est en outre le siége d'une douleur sciatique. Eréthisme nerveux poussé au plus haut degré. Quelques signes, tels que des douleurs lombaires et hypogastriques, des pertes blanches, etc., me portent à croire que l'affection utérine persiste encore, mais la malade, qui redoute un examen, affirme davantage sa croyance en une guérison complète, et je dirige exclusivement le traitement contre le rhumatisme, c'est-à-dire que je me borne à des applications externes, bains et douches. Le résultat, d'ailleurs, est des plus satisfaisants. Quand la malade quitte Néris, ses genoux sont moins gros, moins douloureux, plus souples ; la douleur sciatique a disparu ; les douleurs lombaires sont moindres, la marche plus facile, l'excitation générale fortement atténuée.

L'an dernier, la même malade revient à Néris. « L'amélioration produite par les eaux de Néris, m'écrit son médecin, a été très-manifeste et ressemblait presque à la guérison. Depuis quelqne temps, cependant, des malaises sont revenus ; les fonctions menstruelles, notamment, ont offert quelques dérangements. » Je constate, en effet, que les genoux ont recouvré la liberté de leurs mouvements; la douleur sciatique n'a pas reparu ; Madame n'offre plus cette impressionnabilité, cette excitation générale qui a rendu, l'année précédente, la cure thermale sulfureuse impossible. Tous les phénomènes morbides semblent s'être concentrés sur les organes du petit bassin. Madame éprouve comme une pesanteur, une forte gêne dans les reins, à l'hypogastre, au périnée. Les règles avancent à chaque époque, sont plus abondantes que de coutume et constituent de véritables ménorrhagies. A l'examen, je trouve le col gros, mou, rouge, exulcéré, donnant issue à un écoulement leucorrhéique assez abondant. Je prescris des bains tempérés, des douches sédatives et des irrigations vaginales avec l'eau du bain. La malade, par suite de circonstances étrangères au traitement, a écourté sa cure, qui n'a été que de dix-neuf jours. Un amendement considérable ne s'en est pas moins produit dans son état; les pertes blanches ont diminué, la sensation de gêne et de pesanteur dont il a été question plus haut est fortement atténuée, et, malgré l'approche de règles, qui d'ordinaire exagère ce symptôme, la malade est plus légère à se mouvoir; l'état général est des plus satisfaisants.

Ce résultat, obtenu à la suite d'une saison si courte, autorise à penser que si, dès la première année, cette dame s'était laissé examiner et avait été soumise au traitement local que comportait son affection utérine, elle aurait prévenu, en grande partie du moins, la recrudescence des symptômes qui ont rendu une nouvelle cure nécessaire. Je ferai remarquer en outre que, chez elle, la métrite a coïncidé avec une disposition générale, une diathèse, sur laquelle la médication thermale a exercé une action non moins favorable. Ce fait va me servir de transition entre la métrite simple et la métrite compliquée d'un état diathésique.

2° *Métrite compliquée d'un état diathésique ou constitutionnel.* — Parmi les diathèses ou les états constitutionnels qui peuvent, à un titre quelconque, compliquer les affections utérines, j'ai surtout observé à Néris le rhumatisme, la goutte, l'herpétisme, la chlorose et ce que j'appellerai l'hystéricisme : je m'expliquerai plus loin sur le sens que j'attache à ce dernier terme. La scrofule, la tuberculose, la syphilis ont des indications spéciales que ces eaux ne sauraient remplir. Quant au cancer, je ne crois pas trop m'aventurer en disant qu'il contre-indique tout traitement thermal.

Disposition rhumatismale. — Quelque idée que l'on se fasse *a priori* des rapports existant entre la diathèse ou l'état constitutionnel et la métrite, tout le monde accordera que la cure hydrominérale aura d'autant plus de chance d'être efficace qu'elle sera également appropriée et à la disposition générale et à la maladie locale. C'est ce que j'ai constaté à Néris pour la métrite compliquée de la diathèse rhumatismale : les effets favorables de la médication thermale sont en tout comparables à ceux que l'on obtient dans la métrite simple. J'en ai déjà rapporté un exemple très-remarquable (v. p. 88) ; j'en ai depuis observé d'autres non moins intéressants. Dans ces cas, tantôt comme dans celui que je viens de rappeler, des malades venues à Néris pour des rhumatismes ont été conduites, par l'amélioration qu'elles ont ressenties dans des symptômes utérins de plus ou moins ancienne date, à compléter la cure par un traitement local approprié; tantôt ce sont des malades qui, adressées à Néris pour une affection utérine, ont vu se réveiller, sous l'influence de la poussée thermale, des douleurs rhumatismales auxquelles elles ne songeaient plus, réveil, du reste, momentané et d'un pronostic favorable pour l'avenir. Pour ne pas trop multiplier les observations, je rapporterai un exemple de l'un et l'autre cas.

Le premier a trait à une jeune dame de 26 ans, qui m'est adressée pour un rhumatisme articulaire aigu en voie de convalescence; l'affection est demeurée retranchée surtout au genou et au cou-de-pied des deux côtés. Mais la malade se plaint de douleurs non moins vives dans les reins et à l'hypogastre. Elle en fait remonter l'origine à sa dernière couche, qui date de dix-huit mois. La récente attaque de rhumatisme paraît en avoir accru l'intensité. Ces douleurs et la pesanteur qu'elle éprouve au périnée contribuent, non moins que les douleurs articulaires, à lui rendre la marche très-pénible. Elles deviennent plus aiguës à l'époque des règles, qui sont d'ailleurs assez régulières. Pertes blanches abondantes.

A ces symptômes, il est facile de prévoir que l'état de l'utérus n'est pas normal ; je fais part de mes craintes à la malade, qui se soumet immédiatement à un examen. Le doigt, introduit dans le vagin, constate d'abord une élévation exagérée de la température. Le col est gros, mou, très-sensible, quand on le comprime ou qu'on cherche à le faire basculer. Au spéculum, il est d'un rouge intense, recouvert sur les deux lèvres d'une large exulcération. L'orifice donne issue à une grande quantité de liquide épais, muqueux, filant. L'hypogastre est très-sensible à la pression ; rien cependant du côté des annexes. Irritation vésicale, envies fréquentes d'uriner, constipation opiniâtre.

On est au 18 juin. Je prescris à la malade des bains à 36°, des irrigations vaginales de courte durée d'abord et faites avec précautions pendant le bain, des douches sédatives sur les articulations malades.

Le 24 juin, la malade présente une exaspération de tous les symptômes, des douleurs rhumatismales, comme des symptômes utérins. Du reste, elle approche de l'époque de ses règles, et celles-ci apparaissent en effet le soir, en avance d'un ou de deux jours. Repos, suspension du traitement.

Le 28, sans mon consentement, la malade recommence les bains. Cette reprise prématurée n'a, heureusement pour elle, aucune suite fâcheuse. Dès le 5 juillet, une amélioration notable se manifeste tant du côté des articulations malades que de l'appareil génital. La malade avait mis dans ses projets de partir le 7, mais le bien-être qu'elle ressent l'engage à prolonger son séjour jusqu'au 11 juillet. A cette date, elle ne souffre plus de son rhumatisme. Les articulations malades ont repris leur mobilité et leur souplesse. Les douleurs lombo-abdominales n'ont pas entièrement disparu, mais sont fortement amendées, et la malade peut faire d'assez longues promenades sans accroître notablement ses souffrances. Le vagin est moins chaud ; le col utérin est moins rouge, moins sensible ; l'exulcération a meilleur aspect et a diminué d'étendue ; les pertes blanches sont moins abondantes.

Dans le second cas, il s'agit d'une dame de 34 ans, grande, mince, lymphatique, qui m'est adressée avec les quelques mots suivants :

« Madame est affectée d'un état fongueux du col, compliqué d'abaissement et de périmétrite. Les fongosités sont en voie très-avancée de cicatrisation, mais les névralgies symptomatiques sont encore assez fortes, surtout à l'examen vaginal. »

En raison de ces souffrances, la malade refuse de se laisser examiner, et je n'insiste pas. Les douleurs semblent partir des profondeurs de la cavité pelvienne, et s'irradient vers les lombes, les aines, les cuisses. La malade me dit, sans y attacher d'ailleurs la moindre importance, qu'elle a eu, l'année précédente, une attaque grave de rhumatisme articulaire aigu. Le traitement, commencé le 6 juillet, consiste tout simplement en des bains à 35°, dont la durée, d'abord de dix minutes est augmentée de cinq minutes tous les jours.

Le 10 juillet, les douleurs névralgiques sont accrues; en même temps, la malade éprouve quelques douleurs rhumatismales. Elle veut cesser le traitement et partir; je la tranquillise et la retiens.

Le 14, les douleurs pelviennes sont plus vives; elles deviennent presque insupportables. Au toucher, le col est bas, mou, très-sensible, surtout à la face postérieure. Application d'un tampon d'ouate enduit d'une pommade calmante.

16 juillet. Douleurs rhumatismales plus intenses, fièvre, agitation, véritable attaque de rhumatisme articulaire aigu. Plusieurs articulations, le poignet, le genou, le cou-de-pied, les hanches, sont prises successivement. La malade craint une attaque semblable à celle de l'an dernier et se désespère. Rien du côté du cœur. Traitement : sulfate de quinine, nitrate de potasse, narcotiques, etc.

23 juillet. Les craintes de la malade ne se sont pas réalisées. Après une semaine de vives souffrances, les douleurs se sont calmées. La nécessité absolue d'un voyage, dont l'époque approche, oblige à devancer la reprise du traitement.

25-28 juillet. Les douleurs utérines reparaissent : tampon calmant, douches sédatives sur le bassin. La durée des bains est portée jusqu'à une heure.

3 août. Toutes les articulations sont complétement dégagées. Les douleurs pelviennes sont en grande partie calmées. La malade a bon appétit, dort bien et fait légèrement de longues promenades. Elle est on ne peut plus heureuse du résultat du traitement et se félicite grandement de la persévérance que j'ai mise, malgré les entraves que nous avons rencontrées, à le lui faire continuer jusqu'au bout.

Goutte. — J'ai observé beaucoup moins fréquemment la goutte que le rhumatisme chez les malades que j'ai eu à traiter à Néris pour des affections utérines. Dans la plupart de ces cas, la disposition générale arthritique était dominée, et en quelque sorte dissimulée, par un état névropathique des plus accentués. Le traitement hydro-minéral agit favorablement sur cet état névropathique en même temps que sur la maladie utérine. Ainsi j'ai donné des soins à une jeune dame de 28 ans, mère de deux enfants, qui appartient à une famille dans laquelle la goutte est héréditaire. Elle est sujette, depuis déjà longtemps, à une dyspepsie rebelle et à des douleurs arthritiques rhumatoïdes, pour lesquelles elle a déjà fait deux saisons à Vichy. La dernière de ces cures a plutôt augmenté que diminué les phénomènes dyspeptiques. Il y a deux mois, tout en se promenant à la campagne, madame est prise subitement d'une violente douleur épigastrique, avec battements de cœur, étouffement, menace de syncope. Cet accès dure environ un quart d'heure ou une demi-heure. Des accès semblables, plus ou moins intenses, se sont produits depuis, jusqu'à deux et trois fois par jour, principalement, sinon exclusivement, après l'ingestion d'aliments, et en s'accompagnant de nausées, parfois de vomissements. Pendant un de ces accès, la douleur a gagné l'épaule et le bras gauche, ce qui a vivement inquiété la malade, dont la mère est morte en une demi-heure d'accidents attribués à une embolie. Deux médecins des plus distingués n'ont vu là que des phénomènes purement nerveux et ont conseillé des antispasmodiques, des toniques, l'hydrothérapie et les eaux de Néris.

Quand la malade arrive à cette station, le 24 juin, les accès gastralgiques sont devenus plus rares. Elle dit souffrir quelquefois de la matrice et avoir des pertes blanches; elle a remarqué que lorsque ces deux symptômes augmentent, les douleurs rhumatoïdes, arthritiques et gastralgiques s'amendent; lorsque, au contraire, les pertes blanches diminuent ou cessent, ces dernières douleurs deviennent plus vives. La malade se plaint, en outre, de sentir quelque chose de gros et de dur aux parties quand elle fait sa toilette. Je constate au toucher que c'est le col utérin, assez fortement abaissé et qui, sous l'influence d'un effort ou de la position accroupie, vient affleurer presque les bords des grandes lèvres. Le museau de tanche est un peu congestionné, rouge, surtout au pourtour de l'orifice; catarrhe utérin assez abondant, sensibilité modérée. L'état général laisse à désirer : pâleur, faiblesse, inappétence, digestions toujours laborieuses.

Le traitement a consisté en bains à 34°, en douches sédatives sur le ventre, l'épigastre et les autres points douloureux, douches qui, un peu plus tard, ont été remplacées par des douches écossaises, en irrigations vaginales de courte durée pendant le bain. Le peu de sensibilité de l'utérus m'a permis, en outre, de soutenir l'organe abaissé au moyen d'un anneau pessaire Dumontpallier, qui a été parfaitement bien supporté et a rendu la marche beaucoup plus facile. Vers le milieu du traitement, des phénomènes de gastralgie et de dyspepsie reparaissent en s'accompagnant de fatigue, de lassitude générale, de découragement; deux ou trois jours de repos deviennent nécessaires. Puis le traitement est repris et tous les symptômes s'amendent. Quand la malade quitte Néris, le 18 juillet, son teint est meilleur, son appétit plus régulier, ses digestions plus faciles; elle fait, sans fatigue et sans essoufflement, des marches relativement longues ; les pertes blanches ont diminué, et l'amélioration du côté de l'appareil génital n'a plus coïncidé, comme d'habitude, avec une recrudescence des douleurs arthritiques : l'heureuse modification obtenue a porté à la fois sur l'état général et sur l'état local.

Mais si, dans des cas plus ou moins semblables à celui qui précède, l'état névropathique est amélioré, il faut reconnaître que, contrairement à ce qui a lieu dans le rhumatisme, le traitement hydro-minéral s'attaque moins directement à la disposition diathésique. Il est même des cas, dont je rapporterai plus loin un exemple, dans lesquels cette disposition se traduit surtout par des phénomènes de fluxion, de congestion du côté de l'appareil génital. Le traitement demeure alors à peu près inefficace, et l'indication principale est de combattre la diathèse par une médication mieux appropriée.

Herpétisme. — Ces réflexions s'appliquent tout aussi bien aux cas où la métrite est compliquée de la diathèse herpétique ; un exemple en fera mieux apprécier la justesse et la portée.

Mme X..., âgée de 39 ans, mère de deux enfants, est sujette, depuis son enfance, à une éruption d'urticaire qui revient pour la moindre excitation. Jeune fille, elle a eu toujours les règles difficiles et douloureuses. Mariée à 27 ans, elle a eu son premier enfant un an après son mariage et le second à 34 ans. Elle était enceinte pendant la guerre, et, au moment de son accouchement, elle a éprouvé de vives émotions morales. Depuis cette époque, elle n'a cessé de souffrir du côté des organes pelviens : douleurs lombo-abdominales ; sensation de chaleur et de poids aux parties génitales ; pertes muco-purulentes abondantes ; hémorrhoïdes et catarrhe du rectum ; eczéma revenant par poussées fréquentes, occupant la partie supérieure et interne des cuisses, s'étendant jusqu'à la vulve ; sécrétion visqueuse du pharynx ; impressionnabilité des plus grandes, tristesse, insomnie, appréhensions sans motif : tel est le rapide tableau des phénomènes qu'elle présente et qui dénotent chez elle une double disposition générale, l'herpétisme uni au nervosisme.

Elle arrive à Néris le 11 août. A l'examen, je trouve les parties chaudes, le col gros, rouge, d'une sensibilité modérée, donnant issue à une grande quantité de liquide muco-purulent. La muqueuse vaginale est aussi le siége d'une hypersécrétion abondante ; hémorrhoïdes entretenant le catarrhe ano-rectal. Le pli de l'aine et la partie supéro-interne des cuisses sont recouverts d'une large plaque eczémateuse. La malade éprouve dans les parties génitales de la chaleur, des démangeaisons, parfois des cuissons, qui ne contribuent pas peu à entretenir l'état nerveux qu'elle présente. Il y a trois ans qu'elle n'a plus ses règles ; cette ménopause prématurée doit sans doute entrer en ligne de compte dans la pathogénie de quelques-uns des phénomènes tels que les douleurs de reins, la sensation de pesanteur dans tout le bassin, de fréquentes congestions vers la tête, etc. Je prescris des bains à 34°, des douches sédatives sur le bassin et le siége de l'eczéma, des irrigations vagino-utérines avec l'eau du bain.

18 août. Excitation thermale assez vivement sentie.

25 août. Le calme est revenu. Le catarrhe utéro-vaginal est un peu moins abondant. L'état général est à peu près le même. Deux jours après, embarras gastro-intestinal, qui est rapidement amendé par un purgatif salin et un jour de repos.

4 septembre. J'examine la malade avant son départ. Les plaques eczémateuses paraissent moins irritées; le catarrhe utérin, surtout le catarrhe vaginal, sont manifestement moins abondants ; l'aspect du col est peu modifié. Les douleurs lombaires et la sensation de pesanteur dans le bassin sont légèrement atténuées ; la malade est moins irritable, plus calme ; elle dort mieux ; son appétit est moins capricieux. En un mot, on constate une amélioration réelle dans la plupart des symptômes locaux et généraux, mais il y a loin de là à celle que l'on observe le plus souvent, et dont j'ai donné plus haut des exemples, dans les cas de métrite compliquée de rhumatisme.

Voici un cas cependant où la disposition herpétique n'a pas empêché une prompte et importante amélioration qui, un an plus tard, ne s'était nullement démentie. Il s'agit d'une dame de 50 ans environ, n'ayant plus ses règles, qui, quelque temps avant de venir à Néris, avait été opérée de tumeurs hémorrhoïdales. Elle présentait à la même époque une métrite catarrhale du col, une leucorrhée vaginale abondante et un eczéma suintant de l'anus. Ces divers symptômes étaient déjà en voie d'amélioration quand la malade m'a été adressée.

Au moment de mon examen, le 3 août, je constate, au point où l'opération des hémorrhoïdes a été pratiquée, une surface un peu étendue, comme une large fissure, dépourvue d'épithélium, occupant l'un des plis radiés de l'anus et pénétrant au-dessus du sphincter. Cette surface est d'une grande sensibilité; l'introduction du doigt, très-douloureuse à ce niveau, ne révèle rien de particulier dans le rectum. Les douleurs anales gênent beaucoup la malade pour la marche et la position assise, qu'elle ne peut garder que quelques instants et encore en s'asseyant de travers, tantôt d'un côté, tantôt de l'autre. Les promenades en voiture sont très-pénibles. Au lit, la malade ne tarde pas à éprouver au fondement et aux parties génitales de la chaleur, de la cuisson, des démangeaisons parfois insupportables. Le pourtour de l'anus, le périnée, la base des grandes lèvres présentent encore une poussée d'eczéma. Les parois du vagin hypérémiées, congestionnées, sont le siége d'une hypersécrétion assez abondante. Le col utérin, gros, rouge, laisse aussi exsuder par son orifice une assez grande quantité de liquide blanc, filant, visqueux. L'état général est assez satisfaisant. Je prescris des bains à 34 ou 35°, des irrigations vaginales pendant le bain et des douches ano-périnéales sédatives.

Les premiers bains amènent quelques phénomènes de congestion vers le petit bassin, puis une amélioration notable ne tarde pas à se manifester et à progresser. Quand la malade quitte Néris, le 30 août, la leucorrhée utéro-vaginale a beaucoup diminué, l'éruption eczémateuse a à peu près disparu, la fissure anale s'est notablement rétrécie; la malade éprouve moins de cuisson, de démangeaisons; elle marche mieux, reste plus longtemps assise et supporte plus facilement la voiture.

Je la revois un an après à Néris. L'amélioration a persisté; elle s'est même accrue et affermie; plus d'eczéma; presque plus de leucorrhée, ni utérine ni vaginale. Le col est simplement resté un peu congestionné. A la marge de l'anus existe encore un point très-circonscrit, dépourvu d'épithélium et siége d'une vive sensibilité. La malade reprend des bains, des irrigations vaginales, des douches ano-périnéales sédatives et quelques douches ascendantes. Quand elle quitte Néris, les douleurs anales ont considérablement diminué; la petite exulcération ou fissure est à peu près cicatrisée. En raison de l'origine herpétique des divers accidents qu'elle a présentés, je l'envoie, pour en prévenir le retour, dans une station appropriée à la diathèse.

Chlorose. — La chlorose, avec tout son cortége de phénomènes névropathiques, se rencontre surtout chez les jeunes filles, à l'époque de la puberté, et chez les jeunes femmes, à la suite des fonctions dévolues à la maternité, grossesse, accouchement, lactation ; qu'elle soit cause ou effet des troubles morbides observés à ces différentes phases d'évolution de l'appareil génital de la femme, elle constitue une complication avec laquelle il faut compter. Il semblerait *a priori* que des eaux indéterminées, comme celles de Néris, conviennent peu à une altération spéciale du sang qui réclame avant tout les ferrugineux et les toniques. Mais il ne faut pas oublier que toute médication, quelle qu'elle soit, propre à guérir ou à améliorer la maladie locale qui contribue à entretenir la dyscrasie du sang, agit secondairement sur la nutrition pour la réveiller, l'activer, et devient ainsi essentiellement reconstituante. C'est ce qui arrive pour les eaux de Néris, dans le traitement de la métrite chronique compliquée de chlorose. C'est alors surtout que les douches écossaises forment un adjuvant précieux du traitement thermal, toutes les fois du moins que l'état de la matrice ou d'autres organes ne les contre-indique pas. Du reste, elles ne sont pas absolument nécessaires pour obtenir un effet reconstituant ; voici une observation qui le prouve.

Mme X..., âgée de 26 ans, en ce moment très-délicate, a été, dit-elle, relativement forte. Elle est mère de deux enfants. Depuis sa dernière couche, qui remonte à deux ans et demi, elle a considérablement maigri et s'est affaiblie. Elle a perdu récemment une sœur de la poitrine à l'âge de 19 ans; on trouve, dans sa famille, quelques cas de phthisie en ligne collatérale. Sujette à s'enrhumer, elle craint d'être atteinte elle-même de la maladie à laquelle sa sœur a succombé. A l'auscultation, on ne trouve rien de bien marqué du côté des poumons ni du côté du cœur. Madame a fait l'an dernier à Enghien une saison dont elle s'est bien trouvée. Depuis lors, elle a été soumise à un traitement essentiellement tonique, vin de quinquina, fer, etc.; ses forces n'en ont pas moins diminué. Elle consulte un gynécologue distingué qui constate une affection de matrice et prescrit un traitement spécial; bien qu'elle l'ait irrégulièrement suivi, elle en a éprouvé du soulagement. Au moment où elle vient me consulter, elle a toutes les apparences d'une personne chloro-anémique : teint pâle, chairs molles, lassitude permanente, essoufflement pour la moindre course, palpitations, météorisme, crampes d'estomac, nervosisme, irritabilité au plus haut degré, etc. Les pertes blanches qu'elle a très-abondamment, et auxquelles elle attribue en grande partie les symptômes qui précèdent, la décident à un examen. Je trouve le col mollasse, comme tomenteux, rouge, modérément sensible, entr'ouvert, laissant pénétrer le doigt jusqu'à la deuxième phalange, donnant issue à une grande quantité de liquide visqueux, filant. La pression réveille une assez grande sensibilité dans la fosse iliaque gauche. Je prescris des bains à 34°, des irrigations vaginales avec l'eau du bain et des douches sédatives sur le bas-ventre.

Le 24 juin, sept jours après le commencement du traitement, qui a été très-bien supporté, la malade éprouve un peu de fatigue. En se mettant dans l'eau, elle est prise d'un léger enrouement qui disparaît aussitôt dans la journée. Les jours suivants cet enrouement, presque insignifiant, cesse après la première impression de l'eau. En même temps, les pertes blanches diminuent considérablement, les forces se relèvent, tous les symptômes de chloro-anémie s'atténuent; le teint est meilleur, les palpitations sont plus rares et moins intenses; la malade peut marcher sans être essoufflée; elle est aussi moins nerveuse, moins impressionnable. Cette rapide amélioration est d'autant plus remarquable qu'elle s'est produite sous l'influence seule des bains, des irrigations et des douches tempérées, l'état délicat de la poitrine de la malade ne m'ayant pas permis, au milieu de variations assez grandes de la température extérieure, de prescrire les douches écossaises.

7 juillet. Les règles viennent à l'époque et en quantité normales. Elles durent trois jours et ne s'accompagnent d'aucune douleur.

18 juillet. La malade commence à être fatiguée du traitement; elle s'arrête. Je ne puis dire quel a été le degré de l'amélioration produite dans l'état de l'utérus, bien que la diminution considérable des pertes blanches en donne jusqu'à un certain point la mesure; mais celle qu'on a obtenue dans tous les symptômes généraux est, je le répète, des plus remarquables, et démontre bien cette action secondairement reconstituante du traitement thermal dont je viens de parler.

Le fait suivant en est une nouvelle démonstration; mais dans ce cas, si le traitement thermal a eu pour effet d'améliorer l'affection utérine, c'est surtout aux douches écossaises qu'il faut attribuer la modification heureuse survenue dans l'état général de la malade. Il s'agit d'une jeune dame de 28 ans, dont la maladie, consécutive à un accouchement, remonte à plusieurs années. L'an dernier, elle a été traitée, pendant huit ou dix mois, pour une antéversion, par des sachets introduits tous les jours dans le vagin et le repos absolu. Sous l'influence de ce repos, les symptômes chloro-anémiques qu'elle présentait déjà n'ont fait que s'accroître. Actuellement on note une pâleur générale, une grande flaccidité des chairs, de l'essoufflement à la moindre marche, des palpitations, un état nerveux un peu ancien, qui trouve son origine dans l'abus des plaisirs vénériens, mais qui a considérablement augmenté. Au toucher je constate un grand relâchement des parois vaginales, surtout de la paroi antérieure ; il y a une véritable cystocèle. L'utérus est notablement abaissé ; si l'antéversion a été améliorée, elle persiste encore à un haut degré. Pâleur, décoloration, flaccidité des parties génitales ; col gros, mou, largement entr'ouvert, montrant la muqueuse intra-cervicale dépourvue de son épithélium, comme macérée ; catarrhe utérin abondant. A l'auscultation, bruit de souffle doux au cœur et dans les gros vaisseaux. Marche doublement pénible par suite des symptômes chloro-anémiques et de l'affection utérine.

Le traitement, commencé le 12 août, a consisté en des bains à 33°, des irrigations vaginales avec l'eau du bain, des badigeonnages sur le col, *intus* et *extra*, avec la teinture d'iode, des douches écossaises. Sous son influence, on constate, dès le 21 août, une amélioration notable. Pour soutenir l'utérus, et aussi la paroi vésico-vaginale dont le relâchement est une cause de gêne perpétuelle et de fréquents besoins d'uriner par les tiraillements qui en sont la conséquence, j'introduis dans les parties un anneau-pessaire de M. Dumontpallier. Dès ce moment, la malade, qui pouvait à peine faire cinq cents pas, se livre à de longues promenades après sa douche écossaise ; la réaction, d'abord lente à se produire, devient prompte et franche ; les forces générales s'accroissent rapidement.

Le 2 septembre, la malade éprouve un malaise précurseur des règles. Elles ne tardent pas, en effet, à apparaître. Elles durent trois jours. Repos.

Le 7, reprise du traitement, et départ de Néris le 12. L'amélioration a fait encore de notables progrès. Du côté de l'utérus, l'exulcération cervicale est en voie de cicatrisation, et le catarrhe utérin a considérablement diminué. Sous l'action de l'exercice, désormais devenu facile, les forces se sont de plus en plus relevées; l'appétit est régulier, les nuits sont calmes. Il y a longtemps que la malade ne s'est trouvée dans un état aussi satisfaisant.

Hystéricisme. — Toute maladie utérine s'accompagne généralement de symptômes nerveux ou névropathiques, parfois de véritables phénomènes hystériformes. Ces manifestations symptomatiques ou sympathiques du côté du système nerveux, extrêmement variables comme forme et comme intensité d'une malade à l'autre, sont amendées par le traitement, quel qu'il soit, qui agit favorablement sur l'affection génitale. Presque tous les faits que j'ai publiés jusqu'ici montrent que c'est précisément dans ces cas, où l'élément nerveux ou névropathique prédomine, que les eaux de Néris rendent les plus grands services. Mais en exprimant cette proposition, que je ne crains pas de voir démentir, j'admets implicitement que les phénomènes nerveux sont secondaires et sous la dépendance plus ou moins immédiate de la maladie utérine. Quand ils sont primitifs et portés à un haut degré, de manière à constituer, soit l'hystérie franche, soit cet état névropathique général, où les traits de la névrose sont moins accentués et auquel convient assez bien le nom d'hystéricisme, ils exercent sur les maladies de l'appareil génital une influence en tout comparable à celle des états diathésiques que je viens de passer en revue. Alors il ne suffit pas de s'attaquer à la maladie locale, il faut encore, pour obtenir un effet marqué et durable, modifier avant tout la disposition générale. Certes, les eaux de Néris répondent à cette double indication; mais quand on songe au caractère irrégulier, capricieux, néanmoins tenace et rebelle à la thérapeutique, de l'hystérie, on comprend sans peine que ce n'est pas en une saison de vingt-et-un ni même de trente jours qu'on peut obtenir le double résultat vers lequel on doit tendre. Deux faits que j'ai déjà rapportés (p. 127 et 128) donnent une idée des difficultés que l'on rencontre en pareil cas ; le suivant en offre un nouvel exemple.

Mme X..., âgé de 35 ans, n'a jamais eu de grossesse. Depuis quinze ans, elle est sujette à de fréquents accès d'hystérie, accès typiques, que je n'ai pas besoin par conséquent de décrire. Il y a quelque temps, deux mois environ, à la suite de l'une de ces attaques, elle a été prise d'un véritable accès de manie pendant lequel elle a erré au hasard à travers les champs. Elle est en général plongée dans une grande tristesse entrecoupée de rares moments d'une gaîté nerveuse, factice. Elle est atteinte d'une affection de matrice pour laquelle elle a suivi divers traitements. En dernier lieu, elle se trouvait bien de pansements faits tous les deux jours sur le col avec un mélange de poudre de tannin et de sous-nitrate de bismuth ; ces pansements diminuaient les pertes blanches qu'elle a très-abondantes et qui la fatiguent beaucoup. Telles sont les conditions dans lesquelles elle arrive à Néris le 21 juillet.

A l'examen, je constate l'état suivant : légère antéversion de l'utérus ; col gros, sensible, mobile, ulcéré, fongueux au pourtour de l'orifice, d'où sort un bouchon de matière glutineuse qu'un tampon de ouate est impuissant à entraîner et que j'enlève incomplétement avec les mors de la pince utérine ; sensibilité hypogastrique et épigastrique ; cette sensibilité est surtout vive à la région ovarienne gauche, sans qu'il y ait engorgement des annexes ; le côté gauche présente, comparativement au côté droit, un affaiblissement notable de la force musculaire et surtout de la sensibilité. Je prescris des bains à 34° et des irrigations vaginales avec l'eau du bain.

27 juillet. Un peu d'excitation générale, mais, contrairement aux appréhensions de la malade, pas d'accès hystérique ; de simples spasmes du côté du larynx. La malade, habituée à un traitement

local, demande avec instance une intervention directe; badigeonnage iodé sur le col. Je joins des douches écossaises au traitement hydro-minéral.

4 août. Amélioration dans l'état général. Les pertes blanches n'ont pas diminué. Je badigeonne le col, surtout la partie fongueuse, avec du perchlorure de fer à 30°. Ce badigeonnage provoque, dans la région ovarienne gauche, une douleur plus vive et plus persistante qu'après celui qui a été fait précédemment avec la teinture d'iode.

5 août. La douleur ovarienne persiste. La malade a un fort accès d'hystérie, pendant lequel elle se fait de nombreuses contusions suivies de fortes ecchymoses. Les narcotiques sont impuissants à calmer la douleur; l'application d'un courant faradique ne fait que l'exaspérer. Difficulté de la marche, excitation générale.

7 août. Depuis hier, la douleur et l'excitation se sont calmées.

9 août. Plus de douleur, malgré l'approche des règles. Elles arrivent le 12 et s'accompagnent de coliques moins vives que d'habitude.

17 août. Reprise du traitement. Les règles ont laissé la malade dans un état d'affaissement moral, d'inappétence et de nervosisme contre lequel on a beaucoup de peine à lutter. La vie d'hôtel lui est devenue insupportable; elle est profondément démoralisée; elle prend en dégoût tout ce qu'on lui offre; elle suit son traitement d'une manière fort irrégulière jusqu'au 24 août, jour de son départ. A cette date, l'état de l'utérus est un peu modifié en bien; l'ulcération a meilleur aspect ; peut-être la leucorrhée est-elle aussi moins abondante; il y a là, en tout cas, une amélioration bien légère. Les symptômes généraux sont encore moins modifiés; l'état moral ou mental de la malade, consécutivement à ses dernières règles, a certainement contribué à compromettre le résultat qu'on pouvait espérer.

Ce résultat, d'ailleurs, qu'on le sache bien, sera rarement complet après une seule saison thermale : j'en ai donné plus haut la raison. Voici maintenant un fait qui montre l'avantage qu'il y a à persévérer dans la médication hydro-minérale, pour peu qu'on en ait retiré une première fois quelque bien.

Il s'agit d'une dame qui a fait une première saison à Néris en 1874, et dont j'ai rapporté plus haut l'observation (V. p. 33). Cette dame était hystérique et présentait, outre une antéversion et un abaissement de la matrice, une métro-ovarite à forme névralgique, ce qu'on peut appeler avec M. Desnos une métrite irritable. L'effet du traitement se fit moins sentir sur l'affection génitale que sur les accidents nerveux, pouvant se dédoubler en accès névralgiques et attaques hystériques ou hystériformes.

En 1875 la malade retourne à Néris. Elle a conservé tout le bénéfice de la première cure eu égard aux phénomènes nerveux généraux ; elle n'a plus eu, depuis cette époque, d'accès hystérique ou hystériforme, et son impressionnabilité est demeurée fortement amoindrie. Mais la douleur ovarienne persiste, ainsi que la sensibilité extrême du col et la grande difficulté de la marche. La seconde saison thermale se passe dans des conditions peu satisfaisantes. Différentes circonstances, entre autres un malheur de famille, viennent s'opposer à la régularité du traitement et en diminuer les effets. Quand la malade quitte Néris, elle n'éprouve pas d'amélioration sensible.

Cette amélioration, pour être tardive, n'en a pas moins été ensuite remarquable. La malade revient à Néris, pour la troisième fois, en 1876, plutôt par reconnaissance, dit-elle, que par nécessité, et surtout parce qu'elle ressent encore une assez grande gêne pour marcher. Elle n'éprouve plus aucun accident nerveux et la douleur ovarienne a disparu. On a beau appuyer en ce point, on ne la reveille pas. On ne retrouve pas davantage la sensibilité du col ; on peut le faire basculer dans tous les sens sans exciter la moindre souffrance. Il n'est plus engorgé, et la malade remarque à peine quelques pertes blanches dans la période qui précède ou qui suit les règles. Celles-ci reviennent régulièrement et ne s'accompagnent plus de douleurs ni de phénomènes généraux comme autrefois. En combinant le palper abdominal au toucher, on constate facilement l'indolence de l'utérus et de ses annexes. Une seule lésion persiste et explique la difficulté de la marche, c'est l'antéversion et l'abaissement de la matrice. Je fais porter à la malade un anneau-pessaire, et bientôt cette difficulté disparaît. L'appareil lui-même est bien toléré ; l'irritation que sa présence aurait pu causer au début est calmée par les bains et les irrigations vaginales. Quand la malade part de Néris, elle marche facilement sans éprouver la moindre gêne. De tous les symptômes locaux et généraux qu'elle a éprouvés, de toutes ses anciennes souffrances il ne lui reste plus que le souvenir.

3° *Métrite compliquée d'une autre maladie de l'appareil génital.* — J'ai dit que la métrite accompagne fréquemment les autres maladies de l'appareil génital. Quand ces maladies sont de nature inflammatoire (ovarite, pelvi-péritonite, etc.), les indications qu'elles présentent et le traitement qui leur convient se confondent avec les indications et le traitement de la métrite ; je reviendrai un peu plus loin sur ce point. Quand il s'agit de maladies non inflammatoires, il y aurait une première question à résoudre, celle de savoir si la métrite est primitive ou secondaire, cause ou effet. Cette question, toutefois, a plus d'intérêt en théorie que dans la pratique ; la métrite, en effet, qu'elle soit primitive ou secondaire, est toujours une complication sérieuse de l'autre affection et très-souvent un obstacle à l'application des moyens thérapeutiques qui conviennent à celle-ci. Il faut, en pareil cas, commencer par éliminer l'élément phlegmasique, et la métrite réclame ainsi les premiers soins. Cette conduite est d'autant mieux justifiée que, dans la plupart des cas, c'est à la métrite qu'il faut rattacher les principales souffrances éprouvées par les malades et que, parfois, la guérison de la phlegmasie utérine a pour conséquence celle de l'autre affection. C'est ainsi qu'on a vu plus haut un utérus abaissé et rétrofléchi se redresser en même temps que l'engorgement inflammatoire, cause probable de cette double déviation, disparaissait.

Le fait que je viens de rappeler indique que les réflexions précédentes s'appliquent surtout aux déplacements et aux déviations de la matrice, lésions qu'on rencontre le plus fréquemment. Quels que soient les rapports entre la métrite et ces lésions, rapports qui ont excité maints débats entre les gynécologues, la première indication est de combattre la phlegmasie avant de recourir aux moyens contentifs. Plus tard, quand ceux-ci sont tolérés, leur présence est toujours une cause d'irritation, et il importe, pour éviter le retour de la métrite à l'état aigu ou subaigu, d'en faire disparaître les derniers symptômes. Cette double indication, qui dicte la conduite des praticiens, explique le nombre considérable de malades que l'on traite chaque année à Néris pour des déplacements ou des déviations de l'utérus. C'est par leur action favorable sur la métrite que ces eaux rendent en pareil cas de si grands services.

Mme X..., âgée de 30 ans, a eu deux couches heureuses. Cependant, depuis la dernière, elle a éprouvé dans les reins et le bas-ventre des douleurs qui lui ont rendu extrêmement pénibles la marche et surtout la station verticale. Pertes blanches, constipation opiniâtre, digestions difficiles, parfois vomissements bilieux. En décembre 1875, elle consulte un chirurgien qui constate une métrite granuleuse avec abaissement de la matrice, phlegmon péri-utérin et un rétrécissement du col allant presque jusqu'à l'oblitération. Sous l'influence d'un traitement qui a consisté principalement en émollients locaux et toniques généraux, l'état de la malade s'améliore, mais pas assez pour que le chirurgien juge encore à propos de lui faire porter le pessaire destiné à remédier à l'abaissement de la matrice, et il lui conseille une cure à Néris.

Quand je vois la malade, le 18 juin, je trouve le phlegmon péri-utérin en voie très-avancée de résolution, le col encore gros, rouge, granuleux, très-sensible à la pression, venant appuyer sur le plancher périnéal, l'orifice étroit, donnant issue à une assez grande quantité de liquide leucorrhéique. Sensibilité hypogastrique; marche pénible; digestions laborieuses; constipation toujours opiniâtre. Je prescris des bains à 34°, le bain local au moyen du spéculum spécial, quelques badigeonnages iodés sur le col et des pilules de podophyllin.

19 juin. Madame a l'estomac si susceptible qu'une pilule de podophyllin de 3 centigrammes, qu'elle a prise hier soir, a provoqué des coliques, des vomissements bilieux abondants, un malaise général, etc. Elle se remet cependant dans la journée de ces accidents, dont il ne lui reste plus, le lendemain, qu'une sensation générale de courbature. Le 22 juin, je remplace le podophyllin par quelques verres d'eau de Pullna; j'ajoute, en raison de la dyspepsie à forme gastralgique dont souffre la malade, quelques tasses de macération de quassia amara et des douches sédatives sur l'épigastre. Enfin, à partir du 30 juin, je complète le traitement par des douches écossaises, à titre d'agent tonique, reconstituant. Sous l'influence de ce régime, une amélioration notable ne tarde pas à se manifester dans l'état général, comme dans l'état local, amélioration dont la malade a, pour la première fois, nettement conscience depuis qu'elle a commencé à se soigner. Au moment de son départ, le 11 juillet, je constate, en effet, que le col est moins rouge, moins granuleux, moins sensible, l'écoulement leucorrhéique moins abondant, la marche plus facile, les forces générales plus grandes. Il n'est pas douteux que la malade ne puisse désormais supporter le pessaire qui, en contenant l'utérus, contri

buera à faire disparaître ce qui reste de douleur et de gêne quand elle marche ou se tient debout.

Dans d'autres cas, comme je l'ai dit un peu plus haut, les malades déjà traitées, portant un pessaire, mais souffrant encore des suites de leur métrite, viennent compléter leur cure à Néris. Voici, par exemple, une dame de 30 ans dont la maladie remonte à un premier accouchement, qui date de sept ou huit ans. Désirant vivement avoir un autre enfant, elle a consulté plusieurs médecins et suivi différents traitements, dont elle n'a pas retiré grand profit. Elle voit en dernier lieu un de nos chirurgiens des plus distingués, qui constate une métrite, des fongosités intra-utérines et un abaissement considérable de la matrice. Sous l'influence des soins qu'il lui donne, une amélioration très-notable se produit et l'usage d'un anneau-pessaire devient possible. Cependant elle se fatigue encore très-vite en marchant et elle ne peut rester que très-peu de temps debout. C'est dans ces conditions qu'elle m'est adressée.

A son arrivée, le pessaire qu'elle porte, et qu'elle me prie instamment de ne pas déplacer, ne me permet pas de juger du degré d'abaissement de l'utérus; mais je trouve le col très-sensible, gros, rouge, exulcéré par places, l'orifice interne paraissant un peu rétréci et laissant exsuder une assez grande quantité de matière albumineuse. L'hypogastre est aussi le siége d'une assez vive sensibilité. Je prescris des bains à 33°, l'usage du spéculum à bain pour baigner les parties profondes des organes génitaux, et quelques badigeonnages iodés sur le col. Rien de particulier à noter pendant le traitement, sinon une amélioration croissante. Quand la malade quitte Néris, un mois après son arrivée, le col est moins rouge, moins sensible ; il ne reste plus qu'une toute petite plaque ulcérée à la lèvre postérieure, les pertes blanches ont diminué; la malade est plus forte, marche plus facilement et se tient bien plus longtemps debout. J'ai su, depuis, que comme consécration de cette amélioration, et pour combler ses désirs, elle est devenue enceinte; malheureusement elle a fait une fausse couche.

Quand la métrite compliquée de déplacement ou de déviation de l'utérus se développe chez une jeune fille, le diagnostic et surtout le traitement présentent parfois de sérieuses difficultés. Les gens du monde n'admettent pas facilement que de semblables lésions puissent se produire chez des jeunes filles, et, pour peu que le médecin ait quelque tendance à un excès de réserve, il subit l'influence, je dirais volontiers la pression de cette manière de voir. Une demoiselle de 24 ans vient faire une saison à Néris pour une affection dont son médecin a formulé ainsi le diagnostic : *déviation de la colonne vertébrale, état névropathique poussé au plus haut degré*. Cette jeune fille a la physionomie triste, même sombre. Elle souffre, depuis environ deux ans, dans les lombes et dans le bas-ventre, d'une douleur excessivement vive, qui l'empêche de marcher. Elle en fait remonter l'origine à une chute dont elle a été menacée, et à l'effort qu'elle a fait pour se retenir. Elle a senti, dit-elle, en ce moment, comme quelque chose qui se déchirait dans son ventre, et depuis lors elle n'a plus pu faire que quelques pas en souffrant. En même temps sont apparues des pertes blanches extrêmement abondantes. Les règles sont toujours très-douloureuses. La malade est persuadée qu'elle ne guérira jamais ; de là un profond découragement, un état nerveux, une impressionnabilité, des accès de pleurs, de tristesse, des spasmes, enfin des phénomènes hystériformes qui ont pu donner le change aux personnes qui l'entourent et au médecin qui la soigne. L'accident auquel la malade fait remonter si nettement l'origine de ses douleurs, la nature de celles-ci, l'abondance des pertes blanches, les souffrances provoquées par la défécation, la difficulté de la marche, l'impossibilité pour la malade, quand elle est couchée, de se lever ou de s'asseoir sur son séant sans l'aide d'une personne, à cause de la douleur que l'effort réveille dans le bas-ventre, surtout dans la fosse iliaque droite, tous ces symptômes me portent à penser qu'il y a là une phlegmasie utérine avec déplacement ou déviation de l'organe, et je fais part de ma manière de voir à la personne qui accompagne la malade et lui tient lieu de mère. Cette dame et la malade elle-même reconnaissent la nécessité d'un examen. En introduisant le doigt avec précaution, de manière à ne pas léser la membrane hymen, je constate un abaissement considérable et une antéversion de l'utérus. Le col est rejeté en arrière et en bas aussi profondément qu'il peut l'être; il est gros, mou, d'une très-grande sensibilité. La combinaison du palper abdominal au toucher révèle une sensibilité non moins vive à l'hypogastre, surtout du côté droit; cependant on ne sent pas d'engorgement notable dans l'ovaire ou les ligaments larges En retirant le doigt, je vois s'écouler par la vulve une grande quantité de liquide muco-purulent. L'introduction d'un spéculum, dans de pareilles circonstances, présenterait de grandes difficultés, provoquerait des douleurs et n'en apprendrait guère davantage : je me borne donc à l'examen qui précède et je prescris des bains à 34° d'une demi-heure à une heure et demie; le bain local des parties génitales suivi, quand la malade pourra les supporter, d'irrigations vaginales ; des douches sédatives sur l'hypogastre; plus tard, à titre de reconstituant, des douches écossaises. Les premiers bains sont mal supportés; les premières irrigations ne peuvent être tolérées que pendant une minute. Peu à peu, cependant, la malade s'habitue au traitement. Les règles viennent l'interrompre vers le milieu de sa durée ; elles sont moins douloureuses qu'à l'ordinaire. Quand la malade quitte Néris, après une saison beaucoup trop courte, mais qui n'a pu être prolongée, elle éprouve une amélioration notable; les pertes blanches sont moins abondantes, les douleurs moins vives, la marche plus facile ; les mouvements, quels qu'ils soient, retentissent moins douloureusement sur le bas-ventre; les phénomènes nerveux se sont considérablement amendés; le moral est un peu relevé. L'indication qu'il reste à remplir est nette : continuer de traiter la métrite; quand les symptômes phlegmasiques auront disparu, on verra s'il y a nécessité d'intervenir pour remédier au déplacement et à la déviation de l'utérus.

II. Phlegmasies pelviennes. — Ainsi que je l'ai dit plus haut, les développements que j'ai consacrés à la métrite, conviennent parfaitement aux phlegmasies des autres organes contenus dans la cavité pelvienne, phlegmasies qui s'accompagnent le plus souvent de métrite. Mais, en raison même de l'extension de l'inflammation, à laquelle le péritoine pelvien prend une part plus ou moins grande, et qui menace parfois de se propager à toute la séreuse abdominale, soit par une nouvelle poussée inflammatoire, soit par la rupture dans la cavité péritonéale d'un foyer purulent, le traitement exige une plus grande surveillance, des précautions plus minutieuses. On a vu toutefois que, même à l'état subaigu, l'ovarite et le phlegmon des ligaments larges ne contre-indiquent pas l'emploi des eaux de Néris; celles-ci, par leur action sédative, agissent à la fois et sur l'élément inflammatoire et sur l'élément nerveux ou névropathique qui en est inséparable. Plus tard, quand on n'a plus à craindre une recrudescence de l'inflammation et qu'on peut être plus hardi dans le choix des moyens balnéaires, on utilise l'action résolutive du traitement hydro-minéral. Mais après qu'on s'est rendu maître du processus inflammatoire, et que les phénomènes névropathiques ont été calmés, quand il ne s'agit plus que de modifier la disposition générale de l'économie et d'obtenir en même temps la résolution de ce qui reste des produits épanchés dans les parties qui ont été le siége de la phlegmasie, on trouve des eaux minérales qui répondent mieux que celles de Néris à cette double indication. La période pendant laquelle celles-ci conviennent le mieux est donc celle qui suit les accidents aigus.

Mme X..., mère de quatre enfants, s'est toujours bien portée jusqu'à une fausse couche de deux à trois mois qu'elle a faite au commencement de l'année. Elle a eu des pertes qui ont duré un mois ou six semaines et pour lesquelles elle a cru pouvoir se passer de soins et de repos. Mais, à la suite d'une soirée dansante, les accidents se sont aggravés : pertes plus abondantes, congestion utérine, douleurs semblables à celles de la parturition, engorgement énorme et rapidement développé vers les annexes de l'utérus, surtout du côté gauche. Sous l'action du repos, cet état s'améliore assez rapidement, mais l'engorgement du côté gauche tarde à se résoudre et le médecin de la malade l'envoie faire une cure à Néris.

Quand je la vois, le 2 août, je trouve, à l'examen, les parties chaudes, le col gros, mou, un peu sensible ; en combinant le palper et le toucher, on sent un engorgement dans les annexes du côté gauche; rien du côté droit. La douleur que l'on réveille ainsi est modérée; elle devient souvent vive pendant la marche ; au spéculum, le col paraît rouge, exulcéré au pourtour de l'orifice, d'où s'écoule en assez grande abondance un liquide glaireux. Je prescris des bains à 34° et le bain local qu'on remplace un peu plus tard par des irrigations vaginales faites avec précaution. La malade, malheureusement pour elle, ne peut rester que dix-sept jours à Néris. Malgré la brièveté du traitement, elle éprouve, au moment de son départ, une notable amélioration ; elle a moins de pertes blanches, marche plus facilement et ressent beaucoup moins la douleur du côté gauche.

Il arrive parfois qu'une phlegmasie péri-utérine se résout et laisse, comme dernière trace de son passage, une métrite plus ou moins rebelle aux moyens de traitement qu'on lui oppose. Tel est le cas d'une dame que j'ai eu à soigner l'an dernier et qui, à la veille d'entreprendre un long voyage d'outre-mer, est venue, sur les conseils d'un de nos gynécologistes les plus distingués, faire une cure à Néris. Cette dame, âgée de 40 ans environ, a eu plusieurs enfants. A la suite de sa dernière couche elle a été prise d'un phlegmon péri-utérin, pour lequel elle a reçu des soins de divers spécialistes d'Amérique et d'Angleterre. Mais elle n'a jamais été parfaitement guérie; elle souffre encore dans le bas-ventre et dans les reins, a des pertes blanches abondantes, éprouve de la dyspepsie avec accès gastralgiques, marche avec peine, etc. Avant de quitter la France, elle consulte le confrère dont j'ai parlé et qui me l'adresse à Néris, où elle arrive le 26 juillet, ayant encore ses règles. Le 29, je l'examine. Il ne reste de l'ancienne phlegmasie péri-utérine que des brides qui unissent le col à la paroi vaginale postérieure, de manière à réduire considérablement le cul-de-sac postérieur et à le transformer en une sorte d'infundibulum. Le col est gros, mou, ulcéré, saignant par le froissement d'un tampon de ouate, modérément sensible, donnant issue à un liquide glaireux. Les grandes lèvres sont le siége d'un petit furoncle, qui a eu de nombreux prédécesseurs, et gêne beaucoup la malade pour s'asseoir comme pour marcher. Constipation opiniâtre. Je prescris des bains à 34°, des irrigations vaginales, des douches sédatives sur le bassin, des badigeonnages iodés sur le col et de légers laxatifs. Le 14 août, après un traitement trop écourté, la malade quitte Néris avec une amélioration très-notable. L'ulcération du col est en voie de cicatrisation, l'écoulement leucorréique est moins abondant, la marche est plus facile, l'état général meilleur. La malade m'écrit, quelques temps après, du paquebot qui la ramène dans son pays natal : l'amélioration persiste et elle se félicite de plus en plus de son séjour à Néris.

Il est encore des cas où les phlegmasies pelviennes deviennent la source de névralgies intenses qui persistent après la résolution de l'inflammation. Ces névralgies, très-rebelles, finissent par altérer la constitution des femmes et les mettent dans un état d'énervement parfois difficile à décrire. En pareille circonstance, les eaux de Néris sont formellement indiquées. J'ai donné des soins à une dame de 40 ans, d'un tempérament lymphatique, avec tendance à l'obésité, qui avait eu un premier phlegmon pelvien dix ans auparavant, et un second il y avait sept mois. A la suite de ce dernier, il s'était développé des névralgies extrêmement intenses contournant le bassin et descendant vers les cuisses. A l'époque des règles il y avait une recrudescence dans ces douleurs, qui devenaient véritablement intolérables. Du reste, il existait une cause mécanique de dysménorrhée. La malade, en effet, présentait un occlusion presque complète du vagin. Quand on introduisait le doigt dans les parties, on arrivait, à une profondeur d'à peu près sept à huit centimètres, dans une sorte de cul-de-sac qui paraissait imperforé, mais qui présentait cependant un petit pertuis à travers lequel s'écoulaient le sang menstruel et les liquides secrétés par l'utérus. Au moment des règles, la rétention momentanée du sang au-dessus du siége de l'occlusion et la difficulté qu'il trouvait à s'écouler par le petit pertuis contribuaient certainement à accroître les douleurs.

Les eaux ne pouvaient rien contre ce vice de conformation, mais elles devaient être efficaces contre les névralgies et l'excitation générale qu'elles produisaient. En effet, à la suite d'un traitement qui a consisté en bains et douches sédatives sur le bassin et les cuisses, la malade a offert une amélioration progressive. Au moment de son départ, elle ressentait encore quelques douleurs dans la région sacro-lombaire, mais fortement atténuées, et l'état nerveux dans lequel elle était tombée s'était considérablement modifié.

Quand la résolution d'une phlegmasie pelvienne n'a pas été obtenue d'une manière complète, il peut être dangereux de tenter une opération indiquée par une autre lésion des organes génitaux, car on court risque de ramener l'inflammation primitive. Il vaut mieux surseoir à l'opération et traiter d'abord l'engorgement inflammatoire persistant. J'ai reçu dans ces conditions une dame qui avait un rétrécissement du col de l'utérus. On avait commencé la dilatation au moyen de l'éponge préparée, mais on avait dû s'arrêter à cause des symptômes qui semblaient menacer du côté des annexes droites de l'utérus, où il était facile de constater un engorgement assez considérable. La matrice ne paraissait pas d'ailleurs participer notablement à l'état phlegmasique. Sous l'action de bains à 35°, d'irrigations vaginales, de douches tempérées et à faible pression sur le siége même de l'engorgement, l'état local s'est sensiblement amélioré, et il était permis d'espérer, quand la malade a quitté Néris, qu'on pourrait reprendre très-prochainement sans danger la dilatation du col.

III. Cystite. — La vessie participe assez fréquemment aux maladies de l'appareil génital de la femme; cela résulte tantôt de la compression exercée sur la poche urinaire par la matrice ou des tumeurs pelviennes, de nature inflammatoire ou non, tantôt de l'extension et de la propagation de la phlegmasie des organes génitaux. Ailleurs aussi l'affection vésicale peut se développer concurremment avec celle de la matrice ou de ses annexes, sous l'influence de la même disposition générale, disposition rhumatismale, goutteuse, catarrhale, par exemple. D'autres fois, enfin, la vessie est le siége de névralgies, de spasmes douloureux d'ordre purement réflexe. J'ai observé des exemples de ces différents cas, et le plus souvent les malades se sont parfaitement trouvées du traitement thermal de Néris. Quand les accidents vésicaux sont sous la dépendance immédiate d'une affection génitale, ils cèdent tout naturellement au fur et à mesure que celle-ci s'améliore ; quand le lien entre les deux ordres de phénomènes est moins étroit, on peut voir les phénomènes vésicaux s'amender et même disparaître avant ceux qui expriment l'état de souffrance des organes génitaux ; c'est ce qui est arrivé dans le cas suivant :

Mme X..., âgée de 30 ans, est d'une constitution délicate. Elle n'a jamais eu d'enfants. Eprouvée par de profonds chagrins, elle a maigri et s'est considérablement affaiblie par suite d'un défaut constant d'appétit et d'une alimentation insuffisamment réparatrice. A chaque époque menstruelle, elle ressent de vives coliques qui provoquent bientôt des vomissements abondants et la laissent dans un accablement profond. Le sang, d'abord mêlé de caillots, coule ensuite plus clair, mais jamais en abondance et pendant trois ou quatre jours au plus. La malade a des pertes blanches, dont la quantité varie suivant la fatigue qu'elle prend. Elle peut à peine faire cent pas à pied.

Mais ce n'est pour ces symptômes qu'elle a été adressée à Néris. Il y a un an, à la suite d'un refroidissement, elle a été prise d'une cystite caractérisée surtout par une émission fréquente des urines et l'intensité de la douleur du spasme vésical. L'urine, néanmoins, contient une certaine quantité de mucus et même de muco-pus. Cet état de la vessie s'est beaucoup amélioré depuis quelques mois. La plupart du temps les urines sont émises à des intervalles convenables, sans douleur, sans spasme, sans trouble du liquide ; mais, sous l'influence d'un peu de fatigue ou simplement du temps humide, le spasme douloureux du col reparaît et la malade émet un flocon de mucus. C'est pour remédier à cet état de choses que la cure de Néris est conseillée.

Cependant les premiers symptômes dysménorrhéiques appellent tout naturellement mon attention vers l'utérus, et j'ai peu de peine à convaincre la malade de l'utilité d'un examen. Je trouve le col un peu bas, déjeté à droite, mobile, modérément sensible, gros, rouge, exulcéré au pourtour de l'orifice, d'où s'écoule une assez grande quantité de liquide filant. Je prescris des bains à 35°, des irrigations vaginales pendant le bain, des douches sédatives sur le bas-ventre. Le traitement est bien supporté. Je veux essayer un jour, pour modifier l'ulcération du col, d'un badigeonnage à la teinture d'iode; la malade est prise bientôt après, comme elle l'est à l'époque des règles, de coliques très-vives et de vomissements bilieux abondants, qui ne cèdent, après deux heures d'angoisses, qu'à l'administration de la glace et la laissent complétement brisée. Elle se remet promptement les jours suivants, et je borne le traitement local aux irrigations vaginales. Bientôt une amélioration notable se produit du côté de la vessie; la miction est facile, il ne se manifeste plus de spasmes ; les urines n'ont plus de dépôt, et sont claires, limpides. Les fonctions de l'utérus participent à cette amélioration; en effet, les règles apparaissent et ne s'accompagnent que de légères coliques, sans vomissements. A la reprise du traitement, je joins aux moyens précédemment prescrits des douches écossaises. Quand la malade quitte Néris, après un séjour d'un mois environ, tout symptôme vésical a disparu; du côté de l'utérus, s'il y a un peu moins de congestion, si la leucorrhée est un peu moins abondante, l'état du col est, somme toute, peu modifié. Mais l'état général de la malade est considérablement amélioré; elle a de l'appétit, dort bien, se sent plus forte et fait sans fatigue de petites promenades.

Depuis cette époque, c'est-à-dire depuis deux ans et demi, ni les spasmes du col vésical, ni le mucus dans les urines n'ont reparu; les fonctions de la vessie sont demeurées normales. L'état de la matrice, quoique sensiblement amélioré, a nécessité un traitement ultérieur spécial.

Je rapporterai plus loin un autre exemple de cette amélioration prompte et remarquable produite par le traitement hydro-minéral de Néris dans l'inflammation chronique ou le catarrhe de la vessie,

§ II. — Névroses.

Les névroses de l'appareil génital, ainsi que je l'ai dit dans la première partie de cet ouvrage (p. 75), sont rarement primitives, rarement indépendantes d'une autre maladie, inflammatoire ou non. Seulement, au milieu de l'ensemble symptomatique dont elles font partie, elles attirent, concentrent plus qu'aucun autre phénomène l'attention des malades et du médecin par les souffrances qu'elles causent et le retentissement qu'elles peuvent ainsi avoir sur toute l'économie. A ce titre, outre la médication dirigée contre l'affection primitive, elles réclament le plus souvent un traitement spécial : les eaux de Néris ont l'avantage de répondre, dans le plus grand nombre des cas, à la double indication.

Je rangerai sous quatre chefs les névroses que j'ai observées ; 1° Névralgies ; 2° hypéresthésie vulvaire ; 3° vaginisme ; 4° prurit de la vulve. Je ne fais que rappeler ici deux cas que j'ai déjà rapportés (p. 76 et 77), l'un de coccyodynie, l'autre de nymphomanie.

1° *Névralgies*. — Le siége des névralgies dont il s'agit est variable ; je pourrais même dire qu'il est parfois difficile à préciser très-nettement. Le point de départ de la douleur est-il dans l'utérus, dans l'ovaire, dans l'une des branches du plexus lombaire, du plexus sacré? Il n'est pas toujours possible de répondre à cette question. J'ajouterai d'ailleurs que, au point de vue clinique spécial où je suis placé, elle n'a qu'une importance secondaire, car le traitement hydriatique qu'on dirige contre les névralgies pelviennes repose moins sur une localisation exacte, mathématique de celles-ci, que sur l'étendue, l'intensité de la douleur, la nature de la maladie concomitante et l'état général de la malade. On jugera mieux, par quelques faits, des différentes formes qu'on peut observer et des résultats qu'il est permis d'attendre des eaux de Néris.

Mlle X..., âgée de 30 ans environ, a subi, vers l'âge de 17 ou 18 ans, l'amputation du col utérin. Depuis cette époque, il lui a été impossible de marcher à cause de douleurs très-vives qu'elle n'a cessé de ressentir dans le bas-ventre, et surtout dans l'aine et la hanche du côté gauche. Deux ou trois saisons qu'elle a déjà faites à Néris lui ont procuré chaque fois un soulagement marqué pour plusieurs mois. Dans ces derniers temps, elle a consulté un chirurgien qui, ayant trouvé le col gros, hypertrophié, a pratiqué une cautérisation au fer rouge et prescrit ensuite des pansements calmants. Le résultat de ce traitement a été nul; quand je vois la malade, le 27 juin, elle ne marche pas davantage, et les douleurs, loin d'être apaisées, sont plutôt exaspérées. Le col est un peu gros, inégal, dur, sensible au toucher; quand on exerce sur lui un certain degré de pression, on réveille la douleur de l'aine, qui retentit dans la hanche et dans la cuisse. La persistance de cette douleur, son siége, ses irradiations, la conséquence qu'elle entraîne au point de vue de la marche pourraient donner l'idée d'une coxalgie. J'examine très-attentivement à ce point de vue la malade. Le membre inférieur gauche ne présente aucune déviation; la mensuration donne exactement les mêmes dimensions pour les deux côtés, soit en grosseur, soit en longueur; la cuisse gauche se plie peut-être un peu moins sur le bassin que la cuisse droite, mais la douleur seule en est cause, on ne sent aucun obstacle matériel; rien d'anormal à l'aine ni à la région trachantérienne; les deux plis fessiers sont à la même hauteur. Il faut donc écarter l'idée d'une affection articulaire. D'un autre côté, l'état actuel de la matrice ne saurait expliquer, à titre de pur symptôme, une douleur aussi intense et aussi tenace. Je puis en effet, un peu plus tard, compléter l'examen par l'introduction d'un spéculum. Le col possède encore une longueur moyenne; il est un peu gros; le museau de tanche, au lieu de se terminer par une surface convexe, est aplati; il présente des plis ou des rides, qui convergent vers l'orifice et donnent à celui-ci un aspect froncé. L'orifice, du reste, ne paraît pas rétréci; un peu de leucorrhée utérine; coloration du col à peu près normale. Si l'utérus est le point de départ de la douleur, ce qui ne paraît pas douteux, celle-ci n'est donc pas simplement symptomatique d'un état phlegmasique ou d'une autre affection actuelle; elle me paraît plutôt constituer une maladie propre en tout comparable aux névralgies ou plutôt aux névrites consécutives à un traumatisme. Quoi qu'il en soit, la malade ne peut marcher; elle ne peut pas non plus conserver longtemps la position assise; elle est obligée de rester constamment étendue sur une chaise longue. Elle est sujette, en outre, à des migraines très-fortes qui reviennent environ tous les quinze jours. Je prescris des bains à 34°, d'une demi-heure à deux heures et demie, et des applications quotidiennes sur le col de topiques calmants.

6 juillet. Les douleurs prennent un degré d'acuité qui m'oblige à faire une injection hypodermique de morphine.

16 juillet. Nouvelle recrudescence, injection hypodermique de morphine.

17. Apparition des règles, repos.

23. Reprise du traitement, bains de deux heures. Depuis quelques jours les douleurs se sont calmées; on cesse les applications calmantes sur le col.

27. Amélioration notable. La malade fait de petites promenades et reste plus longtemps assise.

4 août. La malade quitte Néris dans un état relativement très-satisfaisant.

J'ai l'occasion de la revoir l'hiver suivant : l'amélioration s'est maintenue; elle peut se promener et aller de temps en temps au spectacle. Cependant la douleur, quoique bien amoindrie, persiste toujours et l'oblige encore à rester une bonne partie de la journée étendue sur un canapé.

Lors de mon examen, la malade m'avait demandé si, dans le cas où elle se marierait, elle pourrait concevoir et surtout accoucher sans danger. Je lui avais répondu affirmativement, tout en l'engageant à attendre, pour se marier, une amélioration encore plus grande dans son état. Il y a quelque temps, j'ai appris à la fois et son mariage et son accouchement parfaitement heureux de deux superbes jumeaux. Elle s'est assez bien rétablie de ses couches, mais la douleur a subi une recrudescence et est revenue à peu près au même degré d'intensité qu'avant la dernière cure de Néris.

L'ovaire semble être plus fréquemment que l'utérus le point de départ de douleurs névralgiques : cela résulte, du moins, des faits que j'ai observés. Je rapporterai, entre autres, celui d'une jeune dame de 24 ans, qui m'a été adressée avec les renseignements suivants : « Cette dame, m'écrit le confrère qui lui donne ses soins, est souffrante depuis la naissance de son enfant, aujourd'hui âgé de 3 ans. Depuis cette époque, elle éprouve une douleur très-accentuée au niveau de l'ovaire gauche. Cette douleur s'accompagne souvent d'un gonflement pneumatique de la région, elle irradie dans le flanc gauche et souvent aussi dans la région lombaire. D'autres fois, le nerf crural semble, lui aussi, très-douloureux, surtout au niveau du troisième adducteur. Le membre supérieur et l'épaule du même côté sont fréquemment endoloris. Toutes ces douleurs sont considérablement augmentées pendant les règles.

« Lorsque cette dame est venue me consulter, j'ai dû me rendre compte de l'état des organes génitaux. L'utérus m'a paru, de prime abord, un peu plus volumineux que de raison ; les bords internes des lèvres du col étaient parsemés de granulations volumineuses. Trois cautérisations au nitrate d'argent les ont fait disparaître et la matrice a semblé revenir au volume normal ; elle a repris également sa mobilité naturelle. Malgré tout, la palpation en est très-douloureuse, et la douleur que détermine l'attouchement du col retentit dans l'ovaire et dans la région lombaire.

« Une fois l'engorgement péri-utérin guéri, j'ai pensé devoir triompher de la douleur persistante qu'éprouve la malade, par des courants directs ascendants de très-faible intensité. Au début, cette méthode de traitement a paru produire les meilleurs résultats, et la sensibilité est devenue beaucoup moindre. Mais tous les phénomènes se sont réveillés avec la même intensité qu'autrefois à la suite d'une exploration que j'ai voulu faire pour m'assurer si la matrice continuait à être en parfait état.

« Je voulais entreprendre l'essai de quelques autres moyens curatifs ; mais, comme la saison des eaux de Néris commençait à s'ouvrir, j'ai pensé qu'il valait mieux en profiter et renvoyer à une époque ultérieure l'emploi, si le besoin était, des moyens assez aléatoires qui peuvent être à ma disposition. Je l'ai pensé avec d'autant plus de légitimité, que j'ai par devers moi l'exemple de plusieurs cas de névralgies de même nature complétement guéries par les thermes auprès desquels vous exercez. »

Au moment où la malade arrive à Néris, le 18 juin, les symptôme de métrite cervicale, combattus une première fois avec avantage par mon savant confrère, ont tendance à reparaître. La matrice est légèrement abaissée ; le col est un peu gros, mou, hyperémié, d'une grande sensibilité ; la douleur que la pression y éveille retentit dans l'hypogastre et principalement dans la région ovarienne gauche. En combinant le palper abdominal au toucher, on ne sent aucun engorgement dans les annexes gauches, mais cette exploration accroît la douleur ovarienne qui irradie, comme mon confrère l'a noté plus haut dans sa lettre, vers les lombes, la cuisse, et fait boîter la malade. Je prescris des bains d'un quart d'heure à une heure un quart à 34° ; le spéculum à bain d'abord, plus tard des irrigations vaginales avec l'eau du bain ; enfin, des douches sédatives, administrées avec les plus grandes précautions, sur les parties qui sont le siége des douleurs. Le traitement, suspendu du 2 au 7 juillet, à cause des règles, est suivi régulièrement jusqu'au 25. Après une première période d'excitation, le calme vient et les douleurs s'apaisent. Celles qui s'étaient montrées au membre supérieur et à l'épaule n'ont pas reparu ; les douleurs lombaires et crurales ne se font pas sentir davantage ; la douleur ovarienne seule persiste encore à un certain degré, mais fortement amendée. La malade marche beaucoup plus facilement. Il y a lieu d'espérer que son médecin n'aura pas besoin de recourir aux moyens qu'il tient en réserve, ou tout au moins que ces moyens auront une action d'autant plus efficace que la voie a été mieux préparée par le traitement thermal.

Cet espoir s'est transformé en certitude pour une autre malade qui, comme la précédente, souffrait d'une ovarie. Ainsi qu'il arrive presque toujours, la névralgie était symptomatique d'une affection de matrice ; la madade avait été traitée, en effet, pour un catarrhe utérin avec abaissement, antélatéroversion de l'utérus et relâchement considérable de la paroi vésico-vaginale. Il existait aussi un peu de gravelle. Je ne fais que mentionner une hernie ombilicale qui ne m'a paru exercer aucune influence sur la douleur ovarienne. Tendance à l'obésité.

Quand la malade arrive à Néris, le 15 août, son état s'est sensiblement amélioré à certains points de vue ; le catarrhe utérin est un peu moins abondant ; un pessaire de Sims soutient la matrice et la paroi antérieure du vagin ; mais la névralgie ovarienne persiste à peu près au même degré. La douleur n'est pas constante ; elle présente des intermittences, comme toute névralgie ; elle revient par attaques qui durent plusieurs jours, et, pendant cette période, par accès se manifestant le plus souvent dans l'après-midi.

Elle empêche alors la malade de marcher, ou du moins elle rend la marche très-pénible. Un excès de fatigue la réveille. L'urine contient encore un léger dépôt de graviers. Je prescris des bains à 34°, des irrigations vaginales avec l'eau du bain, des douches sédatives sur le siége de la névralgie, de l'eau de Vals ou de Vichy aux repas, de temps en temps un verre d'eau d'Hunyadi-Janos le matin à jeun.

23 août. Poussée thermale ; de la pesanteur, de la gêne dans le petit bassin. Névralgie peu intense. Un peu d'excitation générale.

3 septembre. Le calme est revenu. Diminution des pertes blanches. Douleur ovarienne à peine sentie ; marche plus facile. Etat général excellent.

La malade quitte Néris le 8 septembre, n'éprouvant plus aucun symptôme de sa névralgie.

Elle est restée ainsi près de cinq mois sans rien ressentir. Elle a cessé de prendre des précautions, croyant à une guérison définitive. Cependant, sous l'influence de fatigues plus grandes qu'à l'ordinaire, la douleur a reparu un peu, mais fortement atténuée et très-supportable. Sans la crainte d'un retour de la névralgie avec son intensité primitive, la malade n'y aurait même pas arrêté son attention.

Si les névralgies primitives des organes pelviens sont rares, on en rencontre cependant quelques exemples, et j'en ai observé un cas dans lequel les eaux de Néris ont eu un résultat complet. Il s'agit d'une demoiselle, approchant de l'époque de la ménopause, d'une impressionnabilité extrême, d'un nervosisme poussé au plus haut degré. Chez elle, la névralgie s'étendait à tous les organes du petit bassin, comme aux parois lombo-abdominales, et il était impossible de la localiser dans un point plutôt que dans un autre. La maladie était déjà fort ancienne, et des cicatrices de cautères, de moxas, que la malade portait des deux côtés de l'hypogastre, témoignaient à la fois et de l'intensité de la douleur et des moyens énergiques par lesquels on l'avait combattue. Cette douleur revenait par paroxysmes, surtout le soir; elle redoublait d'intensité à l'époque des règles ; elle amenait alors une insomnie complète et provoquait chez la malade de véritables accidents hystériformes. A ce moment, ce qui la calmait le mieux, c'était l'application, sur le col utérin, d'un tampon de ouate enduit d'une pommade narcotique.

Le traitement prescrit à Néris a consisté en bains à 34°, dont la durée été portée progressivement d'un quart d'heure à deux heures, et en douches sédatives sur toute la région du bassin. Les premiers bains, quoique n'excédant pas quinze ou vingt minutes, ont produit dans les douleurs une vive surexcitation qui m'a obligé de recourir au tampon calmant, auquel la malade était déjà habituée. J'en ai profité pour rechercher si l'appareil génital n'était pas le siége d'une affection qui pût expliquer la persistance et l'intensité de ces douleurs. Sauf une légère rétroversion, impuissante certainement à fournir cette explication, je n'ai rien trouvé, ni du côté de l'utérus, ni du côté des ovaires et des annexes. La malade cependant s'est peu à peu habituée au traitement. Bientôt on a pu suspendre l'application locale des calmants, tout en prolongeant les bains. Une sédation de plus en plus marquée s'est produite, non-seulement dans les douleurs, mais dans les phénomènes névropathiques généraux. Quand la malade a quitté Néris, après un séjour de cinq semaines, elle n'éprouvait plus aucune souffrance.

L'année suivante, elle a fait à Néris une nouvelle cure, pour consolider les résultats de la première, résultats d'ailleurs qui ne se sont nullement démentis, malgré la circonstance aggravante des premiers symptômes de la ménopause.

2° *Hyperesthésie vulvaire.* — L'hyperesthésie vulvaire a été décrite pour la première fois par Simpson (d'Edimbourg) et Burns (de Glascow). Ce dernier l'a considérée comme une forme de névralgie, ayant pour siége le nerf honteux interne, et a proposé de la traiter par la section simple du nerf. Simpson, dirigé par le même ordre d'idées, faisait la section sous-cutanée du même nerf et prescrivait concurremment les toniques et les calmants ou les antispasmodiques administrés à l'intérieur et en applications locales. On trouve l'indication du même état morbide dans la clinique chirurgicale de Lisfranc, sous la dénomination : *De l'excès de sensibilité des organes génitaux de la femme.* En 1873, M. Gosselin en a fait une nouvelle étude, dans sa *Clinique chirurgicale de l'hôpital de la Charité* et il cherche à démontrer que c'est à tort qu'on voudrait séparer, comme le font la plupart des gynécologues, l'hyperesthésie vulvaire de la contracture ou spasme du vagin, que, depuis les travaux de Marion Sims, on a l'habitude de désigner par le nom de vaginisme. J'ai pu observer l'an dernier, à Néris, deux cas d'hyperesthésie vulvaire et un cas de vaginisme ; les symptômes que j'ai notés, de part et d'autre, ne me permettent pas d'adhérer à l'opinion du savant chirurgien de la Charité ; je sépare donc ces deux maladies et j'espère que l'exposé des faits dont il s'agit justifiera cette distinction, en même temps qu'il montrera les avantages que, dans l'un et l'autre cas, les malades peuvent retirer du traitement hydro-minéral de Néris.

La première observation a trait à une dame de 32 ans, mère de deux enfants, qui m'est adressée par un de nos médecins les plus distingués des hôpitaux, avec la lettre suivante :

« Mme X... est en général d'une bonne santé. Avant 1872, je n'avais jamais donné des soins qu'à ses enfants. Mais, au commencement de cette même année, et sans cause appréciable, elle fut atteinte d'une métrite chronique du col avec catarrhe muco-purulent et ulcérations de la lèvre postérieure. Le mal fut rebelle; mais enfin, à la longue, il céda et, 1873, 1874, ainsi que les six premiers mois de 1875, se passèrent sans aucune apparence ni aucune menace de retour de la métrite.

« Lorsqu'au mois de novembre dernier, madame vint me trouver, elle accusait à la vulve un sentiment de cuisson très-vif, avec élancements très-douloureux au méat urinaire et à l'anus, à la suite de la miction ou de la défécation. L'exploration des organes me fit bien constater alors, à la face interne des grandes lèvres, une rougeur très-vive, avec aspect grenu, chagriné de la muqueuse, mais sans ulcération, et, comme le toucher le plus délicat, sur ces plaques érythémateuses, était extrêmement douloureux, je ne vis, dans ces spasmes des sphincters vésical et rectal, que l'effet d'une action reflexe. Mais je constatai, en outre, sur la lèvre antérieure du col, manifestement tuméfiée, une exulcération de forme elliptique, large de 15 millimètres environ sur 10 de haut, avec un écoulement purulent fort abondant qui, lorsqu'on l'enlevait avec un pinceau, laissait à découvert une surface comme criblée de petites granulations ulcérées. Le col était tout à fait indolore, comme l'utérus lui-même, qui avait son volume à peine augmenté et une mobilité parfaite.

« Cette double lésion, dont la première seule pouvait être responsable des spasmes des sphincters, avait un aspect herpétique, qui me décida à joindre au traitement local l'emploi, à l'intérieur, des préparations arsénicales et je n'eus qu'à m'en féliciter, du moins au point de vue des lésions apparentes, en ce sens que l'ulcération du col disparut, ainsi que l'aspect chagriné des grandes lèvres. Mais si, pendant quelques semaines, en février et mars 1876, je pus croire que le spasme avait disparu avec ces lésions, je fus bientôt désabusé, car les douleurs vésico-rectales reprirent une nouvelle intensité avec complications d'hématurie à la fin de la miction. Je m'assurai qu'il n'y avait ni fissure anale, ni polype du méat, et j'insistai sur le chloral, le bromure de potassium et la belladone, sans obtenir autre chose que du soulagement momentané.

« Préoccupé d'un état qui se montrait si réfractaire, je priai M. G... de visiter la malade, de s'assurer qu'il n'y avait pas de fongosités du col vésical (je m'étais assuré qu'il n'y avait pas de calcul), et il me renvoya la malade avec le diagnostic : « *hyperes-* « *thésie vulvaire, sans calcul, sans polype, hématurie vésicale* « *dépendant du spasme du col.* »

« C'est bien ce que je pensais, mais cela ne me satisfaisait pas complétement et ne me satisfait pas encore. Cependant, comme l'exploration, vingt fois répétée, ne me révèle non plus aucune lésion, je me rends, mais préoccupé de voir l'amaigrissement, la diminution des forces se produire depuis près d'un mois, préoccupé surtout de l'impuissance des traitements les plus rationnels.

« En cet état de choses, j'ai conseillé à madame de tenter une cure à Néris, me réservant, si vous n'êtes pas plus heureux que nous, d'essayer l'hydrothérapie. »

La malade arrive à Néris le 30 mai. A mon premier examen, je constate l'état suivant : rien de particulier, ou du moins rien d'apparent à la vulve ni au méat urinaire. Quand on touche légèrement la face interne des lèvres, un peu au-dessus de la fourchette, on provoque une sensation de démangeaison extrêmement pénible, qui augmente jusqu'au niveau du méat ; elle est moindre en dehors et au-dessus, des deux côtés du clitoris. La chaleur du vagin est normale. L'utérus est peu sensible. Le col est porté fortement en arrière, contre le rectum, sur lequel il appuie, de telle sorte qu'il peut contribuer à gêner la défécation et à favoriser le spasme du sphincter anal. Rien à noter du côté des ovaires et des ligaments larges. Un peu de sensibilité à l'hypogastre au-dessus du pubis par le palper abdominal, et, le long de la paroi antérieure du vagin, au niveau du canal de l'urèthre, par le toucher vaginal ; cette double sensibilité est due à la vessie. Le spéculum montre le museau de tanche légèrement exulcéré, comme dépourvu d'épithélium au pourtour de l'orifice, qui donne issue à une certaine quantité de liquide muqueux, filant. Les douleurs dont se plaint la malade sont vives, surtout après la miction et la défécation; leur siége est à la vulve et au périnée. Après la défécation, les premières urines rendues contiennent une notable quantité de sang; cette quantité diminue avec les mictions suivantes. La marche est difficile, pénible; elle réveille les douleurs, qui se propagent au bas-ventre. Il semble à la malade que les lèvres s'entr'ouvent, et cette sensation est extrêmement pénible. Elle marche très-lentement, et ne peut faire plus de dix pas sans se reposer. Je prescris des bains à 34-35°; des douches très-faibles, à 35°, sur la vulve, le périnée et l'hypogastre, des irrigations vaginales pendant le bain, des badigeonnages iodés sur le col, de la tisane de queues de cerises pour atténuer l'effet antidiurétique des eaux de Néris, que la malade boit à ses repas.

6 juin. Un peu de mieux; marche plus facile, appétit meilleur, nuits plus calmes, diminution de l'hématurie; la sensation ressentie à la vulve a changé de nature; elle s'est transformée en une sorte de cuisson.

7 juin. Peu de sang dans les urines, mais dépôt muco-purulent assez abondant; grande sensibilité du col utérin et du méat urinaire; le toucher rectal permet d'apprécier la gêne que la situation du col en arrière produit pour le cours des matières fécales.

9 juin. Hématurie assez abondante pendant la nuit; caillots rendus par l'urèthre, sans que cependant la douleur soit devenue plus forte; l'amélioration, au contraire, persiste. Je fais mettre dans deux éprouvettes de l'urine avant et après une garde-robe. La deuxième éprouvette contient un dépôt coloré par du sang, qui teint aussi l'urine, par diffusion, jusqu'à une certaine hauteur. Dans la première éprouvette, le dépôt est blanc et a environ 1 centimètre de hauteur; l'urine a la coloration normale. Par la chaleur et l'acide nitrique, on obtient un dépôt d'albumine plus abondant

dans l'urine rendue après la garde-robe que dans celle dont l'émission a précédé celle-ci. Le réactif de Fehling ne dénote pas la présence du sucre. Le dépôt paraît être principalement constitué par du muco-pus dans la première éprouvette, par du muco-pus mêlé à du sang dans la seconde.

10 juin. Pas de sang dans les urines ; dépôt muco-purulent ; pas de douleur ; amélioration persistante.

12 juin. Un caillot assez volumineux a par deux fois arrêté le jet d'urine. Du reste, l'hématurie est moins abondante qu'avant-hier. Marche de plus en plus facile.

13-17 juin. Apparition des règles ; elles sont normales, ne s'accompagnent pas de douleurs. Il n'y a plus d'hématurie. La miction et la défécation demeurent encore cependant un peu douloureuses.

18-23. Reprise du traitement. Les urines ne sont toujours plus sanguinolentes ; elles contiennent aussi beaucoup moins d'albumine, mais elles laissent encore déposer une matière blanchâtre qui est légèrement rosée dans celles qui suivent la défécation. La marche est facile et ne cause plus de douleur.

28. Un peu de sang aujourd'hui dans les urines après la défécation, sans que la doulenr reparaisse.

29 juin. La malade doit quitter demain Néris. L'hyperesthésie de la vulve, au toucher, a fait place à une sensibilité à peu près normale ; l'exulcération du col est cicatrisée ; la marche est facile et ne cause plus de douleur ; il n'y a plus d'hématurie, et le dépôt muco-purulent dans les urines est moins abondant. L'état général s'est ressenti naturellement de cette amélioration dans les symptômes locaux ; la malade a meilleur teint, plus de forces ; elle a pris un peu d'embonpoint. Son mari m'écrit, quelques jours après son départ, « qu'elle est arrivée à Paris presque absolument sans fatigue ».

L'état présenté par cette dame est, certes, des plus complexes ; on trouve en effet, chez elle, outre l'hyperesthésie vulvaire, un catarrhe de la vessie avec hématurie et spasme du col vésical, une métrite cervicale avec antéversion, un spasme ano-rectal, enfin une disposition générale, encore complétement latente, à une affection pulmonaire, dont l'explosion brusque, quelques mois après, et la marche rapide ont tout autant surpris que péniblement impressionné le médecin de la malade. Peut-être pourrait-on expliquer par des manifestations locales et jusqu'alors nécessairement méconnues de la diathèse, la lésion particulière du col de l'utérus, signalée par mon confrère, l'hématurie et le spasme du col vésical dont l'hyperesthésie vulvaire paraît être symptomatique. Quoi qu'il en soit, au moment où je donne des soins à la malade, ce qui domine la scène, c'est cette hyperesthésie, c'est la sensation particulière et très-pénible que provoque le moindre contact de la face interne des lèvres, c'est la douleur non moins spéciale que cause la marche. Or, s'il y a des spasmes du côté des sphincters vésical et anal, ils font complétement défaut du côté de la vulve et du vagin. Le doigt introduit dans les parties n'est nullement serré, ne provoque aucune contraction; l'introduction du spéculum ne présente pas de difficulté, et en employant avec précaution le spéculum de Cusco, de manière à toucher et à presser le moins possible les parties hyperesthésiées, cette introduction se fait sans douleur.

La seconde malade a offert une autre forme d'hyperesthésie vulvaire, au milieu d'une symptomatologie non moins complexe que dans le cas précédent. Il s'agit d'une jeune dame de 26 ans, mère de famille, qui souffre, surtout depuis sa dernière couche, d'une névropathie générale à manifestations multiples. Cardialgie parfois très-intense, avec météorisme; névralgie et spasmes douloureux du col vésical; névralgie lombo-abdominale revenant par accès; hypéresthésie de la fourchette et du périnée devenant parfois insupportable, rendant la marche et la position assise très-pénibles et l'introduction d'une canule à injection très-douloureuse; sensation vertigineuse quand la malade se trouve au milieu d'une foule considérable, dans la rue, à la promenade, au théâtre, dans un magasin, sensation de vertige assez forte pour l'empêcher d'aller au spectacle et de sortir seule dans un endroit fréquenté; parfois, surtout après une légère fatigue, véritables accès fébriles, laissant la malade dans un grand état de prostration; nervosisme porté au plus haut degré, craintes, appréhensions sans motifs; enfin redoublement de tous ces symptômes à l'époque des règles : tel est, à grands traits, le tableau des phénomènes névropathiques présentés par la malade.

Au moment de son arrivée à Néris, le 3 août, je constate l'état suivant : la vulve et le périnée n'offrent à la vue rien de particulier; la pression extérieure, depuis la fourchette jusqu'au coccyx, réveille une forte douleur; la muqueuse vulvaire, au niveau de la fosse naviculaire, est le siége d'une hyperesthésie non moins vive; la sensibilité est à peu près normale sur les autres points de la vulve. L'introduction du doigt dans le vagin est douloureuse, surtout pour peu qu'on appuie contre la commissure postérieure de la vulve; la pression de la paroi antérieure du vagin, au niveau du col vésical, éveille aussi une grande sensibilité. Le col utérin est un peu gros, très-sensible, hyperémié, ulcéré au pourtour de l'orifice, qui donne issue à une assez grande quantité de liquide visqueux. La palpation hypogastrique est douloureuse; jointe au toucher vaginal, elle ne dénote rien de particulier du côté des annexes. La fatigue du voyage a eu pour effet de provoquer un accès fébrile assez intense, avec névralgie lombo-abdominale et entéralgie. Ces douleurs cèdent, après un ou deux jours, à des calmants à l'intérieur et en applications locales. Je prescris ensuite des bains à 34°, portés progressivement d'un quart d'heure à une heure et demie, des douches sédatives sur l'hypogastre, le bassin, la vulve, le périnée, des irrigations vaginales pendant le bain, quelques badigeonnages iodés sur le col de l'utérus, un peu plus tard des douches écossaises.

Je n'entrerai pas dans le détail quotidien des effets du traitement ; je me bornerai à dire que lorsque la malade a quitté Néris, une amélioration très-notable s'était produite dans tous les symptômes : col utérin moins sensible, pertes blanches moins abondantes; hyperesthésie de la vulve et du périnée considérablement diminuée; spasme vésical à peu près disparu ; vertiges moins fréquents; plus de cardialgie ni de névralgie lombo-abdominale ; état général des plus satisfaisants.

La malade a présenté un nouveau cas de recrudescence ou de rechute consécutive au traitement thermal. Elle m'écrit, en effet, vers la fin de septembre : « Depuis mon retour de Néris, j'ai été fatiguée et j'ai souffert à plusieurs reprises de toutes mes misères, douleurs de reins faisant ceinture autour de la taille et localisées surtout dans les hanches; douleurs au périnée, cependant beaucoup moins accentuées qu'avant mon départ pour les eaux, impressionnabilité extrême, vertige, enfin tout le triste cortége de ces bien tristes maux. Je les souffrais cependant avec patience et avec l'espoir de les voir s'améliorer par Néris, lorsque, huit jours avant l'époque normale, j'ai été prise d'une affreuse douleur au bas-ventre, qui a duré plus de vingt-quatre heures et ne m'a laissé aucun repos; elle a été suivie d'une perte jaunâtre qui s'est, au bout de deux jours, transformée en une vrai perte sanguine assez violente et qui m'a littéralement brisée et laissée sans forces. C'est la première fois de ma vie que pareille chose m'est arrivée, sauf, bien entendu, après mes couches, et il est à désirer que ce désordre ne se renouvelle pas souvent, car il m'a vivement éprouvée. Je suis très-affaiblie, très-énervée et, je dois l'avouer, quelque peu découragée. »

C'est sous l'impression de ce découragement que la malade m'a écrit. Mais la perte utérine, tout accidentelle, et dont il serait difficile de déterminer la cause, ne s'est pas reproduite. La malade, en effet, me donne de ses nouvelles à la fin de décembre : « Ma santé, dit-elle, est beaucoup meilleure qu'elle ne l'était au moment où je vous ai écrit ma dernière lettre. J'étais à cette époque dans un fort triste état, causé par une perte qui m'était survenue à mon retour des eaux. Depuis, cet accident ne s'est pas renouvelé et les choses ont suivi un cours normal. Les vertiges ont diminué, sans toutefois disparaître, mais ils me laissent quelquefois un peu de repos. Les douleurs de reins et du ventre sont moindres. Les injections à la morelle m'ont fait grand bien et je les continue ; mais l'introduction de la canule est toujours douloureuse. »

Les deux symptômes qui fatiguaient le plus la malade étaient les vertiges et l'hyperesthésie vulvo-périnéale ; on voit, par les deux lettres précédentes, qu'ils ont été l'un et l'autre améliorés par les eaux de Néris. Relativement au dernier, je ferai remarquer le siége de l'hyperesthésie, non aux parties latérales de l'entrée du vagin, comme cela a lieu d'ordinaire, mais à la commissure postérieure de la vulve et au périnée. Ici, pas plus que dans le cas précédent, le doigt, introduit dans le vagin et provoquant la douleur, en pesant sur les parties hyperesthésiées, n'a éveillé de spasme, n'a senti de contraction. On va voir qu'il n'en est pas ainsi dans les cas de vaginisme.

3° *Vaginisme.* — Le vaginisme, ou contracture spasmodique du sphincter vaginal, a été l'objet de nombreux travaux. On en trouve une indication bibliographique à peu près complète dans l'important *Traité clinique des maladies de l'utérus* de MM. Demarquay et Saint-Vel, qui ont consacré à cette affection un chapitre plein d'intérêt. Différentes opinions ont été émises sur la nature ou la cause du spasme vaginal, et le traitement qu'on lui a opposé a varié nécessairement suivant l'idée qu'on s'en est faite.

Les uns, avec Huguier, Borelli, Hervez de Chégoin, etc., admettant une analogie complète entre la contracture de l'anneau vulvaire et celle du sphincter anal, ont proposé pour la première le traitement généralement employé pour la seconde, c'est-à-dire soit la dilatation forcée, soit l'incision du sphincter.

Pour Marion Sims, le vaginisme est « une hyperesthésie excessive de l'hymen et de la vulve, associée à cette contraction spasmodique et involontaire du sphincter vaginal qui s'oppose au coït ». On connaît l'opération sanglante par laquelle le chirurgien américain combat l'affection : ablation des parties hyperesthésiées (hymen ou anneau vulvaire), incision profonde de l'orifice vaginal, dilatation consécutive de cet orifice.

Dans l'opinion de ceux qui établissent une analogie entre la contracture de l'anneau vulvaire et celle du sphincter anal, on est en présence de deux éléments : la lésion, qui est le plus souvent une fissure; le trouble fonctionnel, qui est un spasme. Le traitement varie suivant qu'on attache plus d'importance à la lésion ou au trouble fonctionnel. Ainsi Demarquay, partant de ce principe que le vaginisme « implique toujours un *substratum*, et que la douleur et la contracture ne se manifestent que lorsqu'on touche le point lésé », veut qu'on aille avant tout à la recherche de ce point; quand on l'a trouvé, il faut le modifier soit par la cautérisation, soit par tout autre moyen mieux approprié; dès lors, ajoute-t-il, la contracture cesse, sans opération sanglante, sans dilatation brusque, sans même dilatation graduelle.

Ceux qui font jouer le rôle principal au spasme ont recours avant tout aux antispasmodiques employés soit exclusivement (Scanzoni), soit concurremment avec la dilatation lente et progressive (Churchill, Gallard, etc.).

Enfin M. Gosselin, contrairement à cette dernière opinion, non-seulement n'admet pas la prédominance du spasme, mais en nie même l'existence, et attribue exclusivement à l'hyperesthésie vulvaire et à la douleur causée par le contact et la dilatation des parties hyperesthésiées, l'impossibilité des rapports conjugaux.

Le fait que j'ai observé me paraît démontrer que la contracture spasmodique de l'anneau vulvaire peut être indépendante d'une lésion de voisinage à la vulve ou dans le vagin, et même d'une hyperesthésie marquée de ces parties. La malade dont il s'agit est une jeune dame de 24 ans qui, mariée depuis deux ans, n'avait pu encore accomplir l'acte conjugal. Les phénomènes névropathiques qu'elle présentait avaient débuté avant son mariage. Elle avait, en effet, étant jeune fille, de la dysménorrhée, des accès hystériques ou hystériformes, des spasmes de l'œsophage, etc. Tous ces symptômes se sont aggravés depuis le mariage. Les tentatives de rapports sexuels ont provoqué des accès complets d'hystérie, et un vaginisme infranchissable n'a jamais permis de les mener à bonne fin. Puis les accès hystériques sont devenus plus fréquents; la moindre cause les provoque; il est des périodes pendant lesquelles la malade en a tous les jours. En même temps, le spasme de l'œsophage a reparu plus intense et plus persistant. La malade a de la peine à avaler, et, comme s'il y avait une sorte de sélection, il est des mets qui passent, d'autres qui ne peuvent passer. Dans ces conditions, elle maigrit et s'affaiblit de jour en jour.

Divers traitements, il va sans dire, ont été mis en usage. Le médecin de la malade a cherché d'abord à obtenir une dilatation suffisante de l'anneau vulvaire; il est arrivé progressivement à introduire un spéculum en étain de moyen volume. Il a constaté un léger abaissement de la matrice et une métrite granuleuse du col; des cautérisations sur le siége des granulations ont semblé apporter quelque soulagement. Il a conseillé en outre l'usage d'un glycérolé d'amidon au ratanhia et à l'extrait de belladone porté dans le vagin autour d'un tampon de ouate, et des injections à l'eau de pavot. Contre les accès quotidiens d'hystérie, il a prescrit successivement, ou concurremment, le bromure de potassium, le bromhydrate de quinine, la morphine, l'eau de laurier cerise, l'arsenic, les amers, etc. Malgré cette médication, s'adressant à tous les symptômes, la malade ne va pas mieux, continue de maigrir, et c'est alors qu'elle m'est adressée à Néris.

Le résultat de mon premier examen est le suivant : la vulve ne présente rien de particulier à noter. Le simple contact du doigt à la face interne des lèvres ou au niveau de la commissure postérieure n'est pas douloureux comme dans les deux cas d'hyperesthésie rapportés plus haut. Mais, quand on veut franchir l'anneau, on provoque le spasme, le doigt est fortement serré et ce n'est pas sans un certain effort qu'on peut l'introduire entièrement ; ce spasme est douloureux, et la douleur paraît être en rapport avec l'effort qu'on fait pour le vaincre. Le col de l'utérus est légèrement abaissé, mobile, peu sensible. La sensibilité à l'hypogastre et dans la région ovarienne des deux côtés est aussi relativement modérée. J'introduis un petit spéculum bivalve de Cusco; cette introduction ne se fait pas sans difficulté, et l'écartement des valves est vite arrêté par la douleur qu'il provoque. Il est assez grand cependant pour me permettre d'apercevoir le col, qui est rouge et présente au pourtour de l'orifice une exulcération granuleuse ; catarrhe utérin assez abondant. Malgré toute la douceur que j'ai mise dans l'examen, la malade est prise d'un accès d'hystérie, avec convulsions cloniques, strangulation, pleurs, etc.

Je prescris des bains à 34°, portés graduellement de vingt minutes à trois heures, des injections vaginales, si l'introduction de la canule est possible, la reprise de la dilatation progressive de l'anneau vulvaire, suspendue déjà depuis quelque temps, enfin des badigeonnages iodés sur le col pour en modifier l'état granuleux.

Le 17 août, surlendemain de la première visite, j'introduis de nouveau le spéculum et je badigeonne le col avec de la teinture d'iode. L'opération ne provoque pas d'accès hystérique.

Le 26 août, on constate une amélioration marquée dans l'état général. Il n'y a pas eu de nouvel accès d'hystérie; les phénomènes nerveux sont restés limités à quelques spasmes du larynx. L'œsophagisme a diminué et la malade peut ingérer un plus grand nombre de mets qu'auparavant. L'introduction du spéculum est plus facile, provoque moins de douleur, et l'écartement des valves est porté plus loin. Dans ces conditions on fait une tentative de rapprochement sexuel; mais la préoccupation morale, jointe à l'excitation physique, provoque le spasme, et cet essai échoue comme les précédents. Du reste, le moment que, pour des raisons étrangères au sujet, on n'a pas choisi, est assez défavorable, car la malade est à la veille d'avoir ses règles. Elles apparaissent, en effet, le 28 août et s'accompagnent de douleurs bien moins intenses que d'ordinaire.

Le traitement, repris le 4 septembre, a été continué jusqu'au 10. A cette date, la dilatation, qu'on a augmentée progressivement, est portée aussi loin qu'on peut le désirer; l'écartement des valves du spéculum de Cusco, quand on retire l'instrument et qu'il franchit l'orifice vaginal, est certainement plus grand qu'il ne pourrait l'être chez la plupart des femmes; un fort spéculum en buis peut être introduit sans causer de la douleur. Cependant le spasme persiste encore; le doigt est toujours serré par l'anneau vulvaire, et, quand on introduit un spéculum conique bien graissé, l'instrument est promptement expulsé comme une bougie conique l'est d'un canal de l'urèthre qui est le siége de contractions spasmodiques. Seulement le spasme est plus facile à vaincre, et la dilatation a cessé d'être douloureuse. Le col de la matrice est moins rouge; l'ulcération est en voie de cicatrisation; l'écoulement leucorrhéique est moins abondant. L'état général est considérablement amélioré; plus d'accès hystérique; impressionnabilité moins grande; nuits plus calmes; l'appétit est revenu; le spasme de l'œsophage a à peu près disparu et la malade peut manger de tout à table d'hôte, sans aucune appréhension. Les forces se sont accrues;

non-seulement l'amaigrissement n'a plus fait de progrès, mais la malade a plutôt pris un peu d'embonpoint. Je regrette que l'absence du mari ne permette pas un nouvel essai qui, cette fois, pourrait être couronné de succès. En tout cas, l'amélioration obtenue donne de l'espoir pour l'avenir.

Chez cette malade, il n'y avait aucune lésion de la vulve, ni du vagin. On a signalé la métrite, et M. Trélat, dans une communication faite au Congrès de Nantes, a insisté sur ce point, comme cause de contractions réflexes du sphincter vaginal. La malade avait une métrite granuleuse du col : faut-il rapporter uniquement à cette cause le vaginisme si rebelle qu'elle a présenté ? La légère amélioration observée par son médecin, à la suite de quelques cautérisations faites sur le col utérin, semblerait donner raison à cette manière de voir ; cependant, je ne puis l'accepter complétement. Le col, en effet, était peu sensible, et, quand on le pressait avec le doigt, qu'on le faisait basculer, on ne sentait nullement que la contraction du sphincter vaginal fût augmentée. Je ne dis pas que la métrite cervicale n'ait pu contribuer à entretenir l'état spasmodique de l'anneau vulvaire, mais je crois qu'elle n'a joué qu'un rôle tout à fait secondaire.

D'un autre côté, ainsi que je l'ai dit plus haut, la vulve n'a pas présenté cette « *hyperesthésie excessive* » dont parle Sims, et dont les deux malades atteintes de simple *hyperesthésie vulvaire*, sans spasme vaginal, m'ont offert un exemple. Chez ces deux malades aussi la douleur n'existait pas seulement quand on cherchait à franchir l'entrée du vagin ; elle se faisait sentir à peu près constamment et était une cause de grande gêne, soit pour la marche, soit pour la position assise. La dernière malade n'éprouvait rien de pareil ; la vulve restait indolente tant que la tentative d'introduction d'un corps étranger ne venait pas provoquer les contractions spasmodiques.

En rapprochant les uns des autres les différents symptômes présentés par cette malade, on ne peut s'empêcher de voir une grande analogie entre le vaginisme qu'elle a offert et l'œsophagisme qui, à un certain moment, l'a condamnée à une abstinence presque absolue. Le doigt ou le spéculum, au contact de la muqueuse vulvaire, provoquaient chez elle le spasme du vagin, absolument comme le bol alimentaire, au contact de la muqueuse pharyngienne, provoquait le spasme de l'œsophage. Faut-il admettre, en un point quelconque des parties supérieures des voies digestives, une lésion qui aurait joué, par rapport à l'œsophagisme, le rôle qu'on est disposé à attribuer à la métrite granuleuse du col par rapport au vaginisme? Je l'ai cherchée en vain, et, sauf des dents cariées qui, du reste, ne faisaient pas souffrir la malade, je n'ai rien trouvé. Par toutes ces considérations, je suis conduit à admettre que, dans ce cas, et malgré l'existence de la métrite cervicale, le vaginisme était plutôt essentiel que symptomatique.

Les trois observations qui précèdent me semblent éclairer d'une certaine lumière la question, encore débattue, des rapports qui peuvent exister entre le spasme du vagin et l'hyperesthésie vulvaire. Si, dans un très-grand nombre de cas, les deux affections ou les deux ordres de symptômes semblent être connexes, cette connexité, cette solidarité n'est pas absolue, et l'on n'est pas plus autorisé à définir d'une manière générale, avec M. Marion Sims, le vaginisme, « une hyperesthésie excessive de la vulve associée à la contraction spasmodique du sphincter vaginal », qu'à supprimer, avec M. Gosselin, le spasme du vagin au profit exclusif de l'hyperesthésie vulvaire. Les deux premières observations démontrent, en effet, que cette hyperesthésie peut exister sans contraction spasmodique du vagin, et la dernière est une démonstration non moins nette, non moins évidente de la possibilité du spasme vaginal sans hyperesthésie accentuée de la vulve. L'indépendance des deux affections, qu'elles soient d'ailleurs ou non purement symptomatiques, ne saurait donc, dans un certain nombre de cas, faire l'objet d'un doute, et, à ce titre, elles réclament une place distincte dans toute étude nosographique ayant trait à cette partie de la pathologie spéciale de la femme.

4° *Prurit vulvaire.* — On sait combien le prurit vulvaire est pénible pour les femmes, dont il fait parfois le tourment, le désespoir, et combien aussi il est rebelle aux moyens thérapeutiques qu'on lui oppose. Le nombre de ces moyens, qu'on trouve indiqué dans tous les ouvrages de gynécologie, depuis les émissions sanguines locales, la cautérisation au nitrate d'argent et les différents topiques émollients, narcotiques ou astringents, jusqu'à l'administration à l'intérieur de la teinture de *caladium seguinum* préconisée par Scholz (de Breslau), le nombre de ces moyens, dis-je, est très-considérable, et démontre, par cela même, leur peu d'efficacité.

Le prurit de la vulve est souvent symptomatique d'une affection utérine, en particulier de la métrite. Je ne parle pas des cas où les liquides qui s'écoulent de la matrice ou du vagin irritent la vulve et y déterminent différentes éruptions qui s'accompagnent de démangeaisons parfois insupportables, mais de ceux où l'écoulement utéro-vaginal, par sa quantité ou sa nature, ne cause aucune irritation aux parties externes, et où le prurit vulvaire constitue un phénomène purement nerveux d'ordre réflexe lié à l'affection utérine. Tel est, par exemple, le cas suivant.

Une dame de 32 ans, mère de famille, lymphatique, ayant une tendance marquée à l'obésité, m'est adressée à Néris pour une métrite chronique dont elle souffre depuis plusieurs années. Elle a suivi divers traitements qui ne l'ont point soulagée, jusqu'au moment où elle a consulté le médecin qui me l'envoie. Dans la lettre qu'elle me remet, cet honorable confrère formule ainsi son diagnostic : métrite avec hypertrophie du col, névralgies symptomatiques du côté des lombes, de l'estomac, etc., et état hypochondriaque consécutif. Sous l'action du traitement qu'il a institué, la plupart des symptômes ont disparu ou ont été fortement amendés, et c'est pour consolider cette amélioration qu'il a conseillé les eaux de Néris.

A mon premier examen de la malade, je trouve une légère rétroversion, le col encore gros, hypertrophié, d'une sensibilité modérée ; l'orifice externe, largement entr'ouvert, donne issue à un écoulement leucorrhéique peu abondant. Les douleurs sont parfaitement tolérables ; mais ce qui l'est beaucoup moins, c'est un prurit de la vulve qui cause à la malade un agacement extrême et est ainsi la source de la grande irritabilité qu'elle présente. La muqueuse vulvaire n'offre d'ailleurs rien d'anormal. Je prescris des bains à 34°, des douches sédatives sur le bassin, sur la région vulvo-périnéale, des irrigations vaginales pendant le bain et des pansements à la poudre d'amidon. Sous l'influence de ce traitement, les douleurs névralgiques, un instant réveillées, s'apaisent définitivement ; l'état du col s'améliore ; le prurit, sans disparaître complétement, devient tout à fait supportable et n'éloigne plus le sommeil; enfin, une sédation marquée se manifeste dans l'état d'excitation générale de la malade : elle quitte Néris dans les conditions les plus satisfaisantes.

Dans d'autres cas, sans être positivement primitif, idiopathique, le prurit vulvaire paraît moins intimement lié à une affection utérine : il n'en est que plus rebelle à la thérapeutique. Ici encore, cependant, les eaux de Néris peuvent rendre de signalés services. J'ai reçu dans cette station, il y a deux ans, une dame de 40 ans environ, mère de famille, d'une constitution très-délicate, qui souffrait, depuis plusieurs années, d'un prurit intense de la vulve. Tous les moyens qu'elle avait mis en usage étaient restés impuissants à la soulager. Sans doute il y avait chez elle une légère métrite cervicale, mais, suivant la juste remarque de son médecin, l'éréthisme nerveux l'emportait de beaucoup sur les phénomènes nutritifs et sécrétoires. On avait eu cependant à cautériser quelques érosions qui s'étaient montrées rebelles. Depuis quelques semaines aussi, à la suite de douches froides mal appliquées, était survenue une irritation vésicale, avec spasmes du col et urines légèrement muqueuses. Quand la malade arriva à Néris, je constatai l'état suivant : muqueuse vulvaire un peu congestionnée; vagin et col utérin plutôt secs que trop humides; col granuleux, un peu gros, peu sensible; pression du doigt douloureuse et provoquant des spasmes au niveau du col vésical; sensation de cuisson au méat urinaire; prurit vulvaire redoublant d'intensité pendant la nuit et privant la malade de sommeil; nervosisme porté à un haut degré.

Le traitement consista en bains, irrigations vagino-utérines et douches sédatives sur la région vulvo-périnéale. Après une courte période d'excitation, tous ces symptômes s'amendèrent; ceux de la vessie disparurent complétement; le prurit vulvaire devint très-supportable; la malade recouvra le sommeil, l'appétit; ses forces s'accrurent et, il va sans dire, un calme qu'elle ne connaissait pas depuis longtemps remplaça l'excitation générale que le prurit contribuait à entretenir.

Les deux faits qui précèdent suffisent sans doute pour montrer ce qu'il est permis d'attendre des eaux de Néris dans le traitement d'une névrose qui exerce parfois une influence véritablement désastreuse sur l'état moral, par suite sur l'état physique des malades.

§ III. — **Troubles fonctionnels.**

Les troubles fonctionnels sont le plus souvent symptomatiques soit d'un état constitutionnel ou diathésique, soit d'une affection de l'appareil génital : dans l'un et l'autre cas, c'est la maladie, générale ou locale, dont ils dépendent, qui fournit la principale indication du traitement hydro-minéral. Quand on a satisfait à cette indication, il en est une autre qui, dans quelques circonstances, doit même occuper le premier rang, et qui se tire des phénomènes nerveux ou névropathiques dont s'accompagnent généralement les troubles fonctionnels. Lorsque ces phénomènes acquièrent un haut degré d'intensité, ils réagissent sur l'organisme tout entier et peuvent compromettre les résultats, parfois même gêner ou empêcher l'emploi de la médication la mieux justifiée. Dans ces cas, les eaux de Néris sont nettement indiquées et ont une action des plus favorables. Quand la détente, que généralement elles produisent dans l'état névropathique, est obtenue, on peut attaquer, avec plus de facilité et de plus grandes chances de succès, les autres phénomènes morbides.

1° *Accidents de la puberté et de la ménopause.* — Ce qui précède s'applique parfaitement aux divers troubles qui s'observent si fréquemment aux deux âges critiques de la femme, celui de la puberté et celui de la ménopause. La chloro-anémie qui domine le plus souvent dans le premier cas, les symptômes congestifs qui marquent d'ordinaire la prochaine cessation de la fonction menstruelle, sont loin d'indiquer les eaux de Néris; et cependant, chez de jeunes filles pubères, comme chez des femmes arrivées à l'âge de retour, on obtient d'excellents résultats de l'emploi de ces eaux.

Une jeune fille, parvenue à l'âge de la puberté, tarde à voir apparaître ses règles, ou, après une ou deux menstruations, cesse de les avoir. Souvent elle n'en souffre nullement, et la médecine alors n'a pas à intervenir. D'autres fois, sa santé s'altère: elle languit, pâlit, a de l'inappétence, des digestions difficiles, des palpitations, de l'essoufflement, des malaises, des phénomènes nerveux de différents ordres, des névralgies périphériques et viscérales, des idées de tristesse, etc. On essaie les toniques, le fer, en première ligne, le quinquina, l'hydrothérapie. Souvent ces moyens réussissent; ailleurs ils échouent, et la jeune malade reste dans son état de nervosisme, de faiblesse et de langueur. Dans ces cas, en combinant dans une sage mesure l'action calmante, sédative des bains tempérés de Néris, l'action révulsive et congestive vers le bassin des demi-bains pris dans les piscines chaudes, l'action tonique des douches écossaises, on peut arriver à des résultats qu'on a cherché en vain à obtenir par d'autres médications.

L'emploi des eaux de Néris dans le traitement des accidents de la ménopause demande une certaine prudence, en raison des phénomènes congestifs et parfois des métrorrhagies qui alternent avec le retard des règles. Mais encore ici ces eaux peuvent rendre de très-grands services, en atténuant, sinon en faisant disparaître les phénomènes nerveux dont souffrent beaucoup de femmes. Par exemple, j'ai reçu l'an dernier, à Néris, une dame, âgée de 46 ans, avec la lettre suivante de son médecin :

« Je vous adresse Mme X..., qui est atteinte, depuis plusieurs années, d'accidents nerveux variés, s'accroissant avec l'approche de la ménopause. Ces accidents, qui consistent en migraines violentes, en douleurs névralgiques lombo-abdominales, mais surtout en coliques utérines et en crises hystériques plus ou moins complètes, se montrent surtout aux moments des époques et obligent fréquemment madame à garder le lit pendant plusieurs jours. Il y a deux ans, pensant que l'utérus était peut-être la cause de ces douleurs, qui n'ont d'ailleurs jamais altéré l'état général, j'ai engagé madame à s'adresser à notre confrère, le docteur G... ; mais deux examens, pratiqués à un mois de distance, ne lui ont rien fait constater de sérieux, si ce n'est peut-être l'exagération de la congestion physiologique des organes utéro-ovariens au moment des règles. Les deux prescriptions de notre confrère n'ayant à peu prés amené aucune amélioration, j'ai pensé qu'il n'en serait pas de même des eaux de Néris, et je l'ai engagée à s'y rendre. »

Quand la malade arrive à Néris, je constate simplemeut, à l'examen, une congestion assez intense du col utérin, un peu d'écoulement leucorrhéique et une sensibilité assez vive des deux régions ovariennes. La malade a un embonpoint considérable; elle marche avec une certaine peine et s'essouffle promptement. La migraine est actuellement le symptôme qui revient le plus fréquemment. Les autres phénomènes cependant sont loin d'avoir disparu; ils semblent, au contraire, s'être accrus depuis le mariage, encore récent, de la malade. Je prescris des bains à 33°, le bain local et des laxatifs.

La première semaine de traitement est marquée par un retour de la migraine et des symptômes congestifs plus accentués du côté de l'utérus. Puis tous ces phénomènes s'amendent, l'amélioration fait chaque jour des progrès ; les douleurs disparaissent, la malade est plus calme, marche plus facilement, s'essouffle moins; en un mot, quand elle quitte Néris, son état est des plus satisfaisants.

2° *Aménorrhée.* — Après les considérations générales exposées un peu plus haut, j'ai peu de chose à ajouter en ce qui concerne l'aménorrhée. Quand la suspension de la fonction menstruelle a lieu accidentellement, en dehors de tout état morbide préexistant, les moyens thérapeutiques dont on dispose dans la pratique journalière suffisent généralement pour ramener les règles. Dans les cas où ce résultat n'est pas obtenu et où l'on juge opportun de recourir à une médication thermale, les eaux de Néris ne sont indiquées que lorsque les phénomènes névropathiques prédominent.

Il est des cas où une ménopause prématurée peut en imposer pour une aménorrhée transitoire réclamant l'intervention de la thérapeutique. J'ai été consulté à Néris par une dame de 28 ans qui n'était plus réglée depuis sept ans. Menstruée à 17 ans, elle avait cessé de l'être à 21, à la suite de quelques émotions morales. Il n'en était résulté rien de sérieux pour sa santé ; elle n'avait ressenti que les phénomènes habituels éprouvés par toutes les femmes à l'époque de la ménopause ; tout au plus a-t-elle pu me signaler de légères et assez rares épistaxis. Cette dame, ne souffrant pas, ne jugea pas à propos de se faire examiner ; elle était venue d'elle-même à Néris dans la pensée que les eaux pourraient ramener les règles, ou prévenir les accidents pouvant résulter de leur suppression définitive. Il est évident que dans ce cas le traitement thermal était parfaitement inutile. Mais si des phénomènes assez graves se fussent développés sept ans auparavant, on n'eût certainement pas manqué, et avec raison d'ailleurs, de traiter cette dame pour une aménorrhée. Les cas de ménopause à 21 ans sont, en effet, extrêmement rares, du moins dans nos climats, et c'est surtout à ce point de vue que j'ai cru intéressant de mentionner ici ce fait.

3° *Dysménorrhée.* — La dysménorrhée est un symptôme beaucoup plus fréquent que l'aménorrhée. Toutes les malades qui viennent à Néris, atteintes de névropathies diverses ou d'affections utérines, sont plus ou moins dysménorrhéiques, et, pour faire apprécier l'action des eaux de cette station dans le traitement de ce trouble fonctionnel, je n'aurais, à vrai dire, qu'à renvoyer le lecteur à la plupart des observations que j'ai publiées jusqu'ici. Toutefois, pour permettre de mieux se rendre compte de l'influence que l'état constitutionnel ou diathésique peut exercer sur la dysménorrhée d'abord, puis sur les effets du traitement hydro-minéral institué pour la combattre, je rapporterai très-succinctement l'observation de trois jeunes filles et d'une jeune dame à qui j'ai donné des soins à peu près à la même époque, et chez chacune desquelles la dysménorrhée était sous la dépendance d'une diathèse différente.

La première est une demoiselle de 22 ans environ, qui a été atteinte, il y a huit ans, d'un rhumatisme articulaire aigu grave, compliqué d'endo-péricardite et de pleurésie. Actuellement les douleurs reparaissent dans les épaules avec une certaine régularité, à chaque époque menstruelle. A ce moment, les nuits sont agitées, il y a souvent un peu de fièvre, d'embarras gastrique, et cet état se prolonge pendant plusieurs jours. La malade se plaint concurremment de pesanteur, de gêne douloureuse dans les lombes et dans le bas-ventre; les règles sont plutôt abondantes. Un double bruit de souffle rude au cœur témoigne de l'ancienne endo-péricardite; du reste, la compensation semble être aujourd'hui bien établie et, en dehors de l'époque menstruelle, l'état général de la malade est satisfaisant. Je prescris des bains à 35° et un peu plus tard des douches générales et hypogastriques à 36° et à faible pression.

Dans la première semaine, excitation, fièvre thermale, réapparition des douleurs, essoufflement, agitation pendant la nuit, état saburral, etc. Un jour de repos et un laxatif ont raison de ces symptômes. Les douleurs ne tardent pas à disparaître, le calme à se rétablir. Les règles viennent sans s'accompagner au même degré des phénomènes douloureux et congestifs habituels. A la reprise du traitement une sédation plus marquée encore se produit et la malade quitte Néris avec une amélioration des plus notables qui a porté sur tous les symptômes dépendant de la diathèse rhumatismale, entre autres sur la dysménorrhée, dont les rapports avec ces symptômes paraissent si évidents et si étroits.

La seconde malade est une jeune fille de 19 ans, présentant tous les symptômes de la chloro-anémie. Elle a déjà fait une saison à Néris et s'en est très-bien trouvée. L'hiver dernier elle a eu des accidents de congestion hépatique; la région du foie présente encore une matité plus étendue qu'à l'état normal. Je note rapidement les symptômes suivants : bruit de souffle doux au cœur et dans les gros vaisseaux ; douleur par la prssion à la région hépatique et à l'hypogastre ; inappétence, dyspepsie, gastralgie ; règles douloureuses, sang très-pâle ; leucorrhée assez abondante, parfois fétide ; teint pâle, mat ; décoloration des muqueuses. Le traitement consiste en bains de piscine tempérés, douches sédatives sur les régions hépatique et hypogastrique, un peu plus tard douches générales écossaises. Amélioration progressive dans tous les symptômes, y compris la dysménorrhée.

Voici, en troisième lieu, une jeune fille de 18 ans, lymphatique, d'une grande impressionnabilité, et offrant avant tout les attributs de la diathèse herpétique, qui se traduit, chez elle, par un psoriasis léger, mais très-tenace, et par une grande disposition à contracter, sous l'influence la plus légère, une angine pharyngée. Les règles sont difficiles, irrégulières, douloureuses ; il existe une leucorrhée assez abondante. L'état général, d'ailleurs, est satisfaisant. Le traitement, qui a consisté surtout en bains de piscine, a apporté un peu de calme dans l'état nerveux, mais paraît avoir très-peu agi sur la dysménorrhée et n'a en rien modifié le psoriasis.

Enfin, la quatrième malade est une jeune dame de 24 ans, qui m'est adressée avec les renseignements suivants :

« Diathèse goutteuse ; un peu avant l'âge de la puberté, a eu la danse de Saint-Guy. Mariée depuis environ trois ans, n'a pas eu de grossesse.

« Chaque mois, au début des époques, coliques utérines. Bientôt la dysménorrhée cesse et le flux menstruel dégénère souvent en véritable métrorrhagie. L'utérus ne présente rien d'anormal. L'ovaire gauche a été longtemps le siége d'un point névralgique qu'une pression, même légère, réveillait pendant l'époque intermenstruelle.

« Chaque mois, les ovaires, le gauche surtout, sont les aboutissants d'une fluxion exagérée, morbide.

« La constipation est intense, permanente, si madame cesse de mettre en œuvre certaines prescriptions que je lui ai faites à ce sujet.

« Le traitement a consisté en préparations arsénicales, eaux modérément alcalines, vésicatoires volants sur la région ovarienne gauche, une excellente hygiène où l'exercice, la vie active, devaient avoir une large part. »

A l'arrivée de la malade, je constate l'état suivant : sensibilité relativement légère par la pression sur la région ovarienne gauche ; sensibilité plus vive par la pression sur le col utérin. Celui-ci est un peu long (allongement de la partie vaginale), conique, de couleur normale, sans trace d'ulcération ; léger écoulement catarrhal. Les règles ont cessé depuis peu ; la douleur ovarienne est à la période de rémission ; constipation toujours opiniâtre ; l'état général est satisfaisant. Je prescris des bains à 34°, le bain local au moyen du spéculum spécial, des douches sédatives sur la région hypogastrique, la continuation des laxatifs.

Dans les premiers jours du traitement, un peu d'excitation et de fatigue; puis tolérance parfaite. Au dix-neuvième jour, apparition des règles. Les coliques ne sont pas trop vives et l'abondance du sang est normale; la malade garde le lit. Le lendemain elle est prise subitement d'une douleur excessivement vive qui part de l'ovaire gauche et irradie vers l'ovaire droit en suivant une ligne courbe sus-pubienne, à concavité supérieure. Cette douleur arrache des cris à la malade; agitation extrême, vomissements, lypothymies, etc. Le laudanum, en lavement et en applications extérieures, ne produit aucun soulagement. L'impressionnabilité de la malade me fait hésiter à employer la morphine en injection hypodermique; je préfère recourir à l'application d'un courant faradique qui enlève instantanément la douleur. Quelques instants après, la malade, qui a recouvré toute sa tranquillité et sa gaîté, demande à manger. La douleur, d'ailleurs, ne reparaît pas; les règles traînent un peu en longueur, puis la malade reprend et termine son traitement sans qu'il y ait rien de particulier à noter.

La douleur ovarienne et la dysménorrhée, dont elle est le symptôme le plus pénible, n'ont subi, dans ce cas, aucune modification par les eaux de Néris. Si on en recherche la cause, on la trouve évidemment dans la diathèse goutteuse de la malade et dans la nature congestive des phénomènes dysménorrhéiques.

La dysménorrhée de nature ou d'origine nerveuse est toujours améliorée par les eaux de Néris : cela ressort, je le répète, de tous les développements, de tous les faits que j'ai exposés jusqu'ici. Mais il importe de bien savoir qu'il n'en est plus de même de la dysménorrhée congestive, à plus forte raison de celle qui aboutit à des ménorrhagies, comme dans le cas suivant, ou à de véritables métrorrhagies. Je ne crains pas d'insister sur ce point : les contre-indications des eaux minérales ne sont pas, en effet, moins utiles à connaître que les indications.

Mme X..., âgée de 30 ans, jouit en apparence d'une bonne constitution. Elle a eu trois enfants. Depuis sa dernière couche, qui remonte à trois ans et demi, ses règles sont devenues à la fois et très-douloureuses et très-abondantes. Elle est obligée, à cette époque, de rester couchée. Pendant cinq ou six jours, elle rend des caillots volumineux; les règles s'arrêtent et reparaissent trois jours après sous forme de pertes sanguinolentes qui durent trois ou quatre jours. La période intermenstruelle est au plus de quinze jours. Dans cet intervalle, les douleurs cessent; la malade ne souffre dans les reins que si elle se fatigue. Au toucher, je trouve l'utérus en antéversion, mobile, indolent; le spéculum me montre le col à l'état normal, peut-être un peu rouge sur les bords de l'orifice qui donne issue à une petite quantité de liquide filant ; rien du côté des ovaires ni de la vessie. La malade est en outre sujette, depuis un an, à une diarrhée qui s'est montrée rebelle aux différentes médications instituées ou n'a été améliorée que d'une manière passagère. Elle a d'une à trois selles diarrhéiques par jour. Son ventre est un peu sensible à la pression, surtout au niveau des hypochondres; il y a du météorisme. La malade est très-impressionnable. Malgré son état de souffrance du côté de l'appareil génital et des intestins, elle a plus d'appétit et de forces qu'on ne pourrait le supposer. Je prescris des bains à 34° de quelques minutes pour commencer, le bain local au moyen du spéculum spécial et la continuation du régime alimentaire actuellement suivi (viande crue).

L'époque des règles approche. Elles apparaissent, en effet, le troisième jour du traitement. Elles sont douloureuses et abondantes comme d'habitude. La malade garde le repos absolu et je n'ai pas autrement à intervenir. La reprise des bains ne tarde pas à ramener les symptômes congestifs : douleur, pesanteur, pertes de plus en plus sanguinolentes. Le traitement est encore suspendu. Après quatre jours de repos il est de nouveau repris ; les bains sont toujours de 33° à 34°, et de dix minutes de durée ; les mêmes symptômes se reproduisent ; l'examen au spéculum me montre l'utérus fortement congestionné. La diarrhée persiste toujours. La malade est découragée. Elle ressent déjà les phénomènes précurseurs du retour des règles ; elle ne veut pas s'exposer à une nouvelle tentative infructueuse du traitement thermal et à un séjour plus prolongé à Néris ; elle part, et je ne fais pas de grands efforts pour la retenir. La rapidité, en effet, avec laquelle la congestion utéro-ovarienne se reproduisait sous l'action des bains tempérés les plus courts ne pouvait permettre que très-difficilement d'instituer un traitement régulier et suffisamment prolongé pour agir d'une manière favorable.

La conclusion à tirer des deux derniers faits et des quelques considérations dont j'en ai accompagné l'exposé est que la dysménorrhée congestive, la ménorrhagie et *à fortiori* la métrorrhagie contre-indiquent les eaux de Néris.

4° *Stérilité*. — La stérilité est le résultat de causes diverses et extrêmement nombreuses que je n'ai nullement l'intention de passer ici en revue. Quelques-unes des malades dont j'ai rapporté plus haut l'observation étaient stériles : telle, entre autres, la malade atteinte de vaginisme, qui n'avait pu encore accomplir l'acte sexuel ; telle encore, la malade atteinte de dysménorrhée, d'origine goutteuse, dont le col est, en même temps, un peu allongé et conique ; telle aussi la malade atteinte de cystite, qui présentait en outre une métrite chronique et une latéro-version des plus prononcées, avec léger abaissement de la matrice ; telle, etc. Je rappellerai qu'une autre malade, après un premier accouchement qui avait eu lieu huit ans auparavant, n'avait pu redevenir enceinte par suite d'une métrite chronique avec fongosités intra-utérines et abaissement de l'organe, et qu'elle a vu ses désirs se réaliser après une saison à Néris, qui a accru et consolidé l'amélioration déjà produite par le traitement antérieurement suivi. Quand la stérilité est, comme dans ce cas, sous la dépendance d'un état morbide qui réclame les eaux de Néris, on peut espérer, au point de vue spécial dont il s'agit, un heureux résultat de l'emploi de ces eaux. Autrement, il va sans dire qu'elles n'ont aucune propriété fécondante particulière. L'observation suivante, que je ne puis malheureusement compléter par le résultat de la cure, dont je n'ai pas eu connaissance, montre dans quelles conditions le traitement thermal peut intervenir d'une manière utile.

Mme X..., âgée de 34 ans, est mariée depuis une dizaine d'années et n'a jamais eu de grossesse. Elle a été traitée pour une métrite ulcéreuse du col et un état névropathique hystériforme caractérisé surtout par des spasmes laryngés et une grande impressionnabilité; elle a éprouvé une amélioration très-notable. Au toucher, je trouve le col un peu gros, mou, peu sensible, mobile. La sensibilité à la région ovarienne est aussi peu marquée. Au spéculum le col paraît d'une coloration normale, sans ulcération; un peu de catarrhe utérin. Cet écoulement devient plus abondant avant ou après les règles et, dans l'intervalle, quand la malade se fatigue. Pendant les règles, elle éprouve des coliques plus ou moins vives et une douleur à la région ovarienne gauche. Ce qui la préoccupe le plus, c'est sa stérilité. Le catarrhe utérin est trop peu abondant pour en donner la cause, qu'on ne trouve pas davantage dans la conformation des organes, et, bien qu'il éloigne l'idée d'un rétrécissement du conduit vésical, je me décide à pratiquer le cathétérisme. Je ne parviens à franchir l'orifice interne qu'au moyen d'une sonde en gomme du plus petit calibre. Le traitement est dès lors indiqué : dilater progressivement l'orifice interne, soumettre concurremment la malade à l'action sédative du traitement thermal qui aura pour double effet d'améliorer ce qui reste des phénomènes névropathiques et de la métrite catarrhale, et en même temps de prévenir ou tout au moins d'atténuer les symptômes d'irritation pouvant résulter de l'introduction dans la cavité utérine de sondes de plus en plus grosses. Le traitement, un instant entravé par une imprudence de la malade qui a réveillé la douleur ovarienne gauche, puis par l'apparition des règles, a été en définitive parfaitement bien supporté. L'orifice interne a pu être franchi par des sondes au-dessus de la grosseur moyenne et, quand la malade quitte Néris, elle ne se plaint ni de douleurs, ni d'aucun autre symptôme névropathique. J'ignore si, depuis lors, son désir de devenir mère s'est enfin réalisé. Quoi qu'il en soit, ces deux causes de stérilité qu'on pouvait invoquer, la métrite catarrhale et le rétrécissement de l'orifice interne, ont pu être avantageusement combattus à Néris, et la malade a bénéficié, en tout cas, de l'amélioration obtenue sous ce double rapport.

§ IV. — Lésions physiques et altérations organiques.

Les lésions physiques et les altérations organiques de l'appareil génital s'accompagnent souvent de phénomènes nerveux ou inflammatoires qui ajoutent aux souffrances des malades. En pareil cas, l'action sédative des eaux de Néris peut être avantageusement utilisée à titre de médication palliative.

1° *Lésions physiques.* — J'ai déjà dit plus haut, et j'en ai cité quelques exemples, que la métrite complique fréquemment les lésions physiques des organes génitaux. Quand elle présente un certain degré d'acuité, elle doit faire surseoir à toute intervention chirurgicale non urgente, et alors l'usage des eaux de Néris est indiqué comme un des meilleurs traitements préparatoires. Il en est de même quand ce sont les phénomènes névropathiques qui prédominent et, à raison de leur intensité, gênent l'action du chirurgien. Tel est le cas suivant :

Mme X..., âgée de 34 ans, mère de famille, a perdu un enfant il y a quelques années. Depuis lors elle a présenté la plupart des symptômes que les auteurs ont rapportés à une névropathie générale encore mal définie, l'irritation spinale : rachialgie, névralgies multiples, spasmes, étouffements, hyperesthésie de tout le corps, etc. La malade a eu quelques coliques hépatiques. Elle marche difficilement par suite de douleurs lombo-abdominales parfois très-vives et aussi d'une sorte de parésie incomplète des membres inférieurs. Tous les ans, principalement à la fin de l'automne et pendant l'hiver, les symptômes névropathiques redoublent et la malade doit passer plusieurs semaines dans son lit. Madame a été atteinte autrefois d'une affection utérine, pour laquelle elle a subi différentes cautérisations cervicales qui ont laissé un rétrécissement très-notable. Croyant avec raison que ce rétrécissement contribue à l'accroissement des douleurs qu'elle éprouve à chaque époque menstruelle, son médecin actuel a essayé de le dilater, mais il a dû y renoncer jusqu'à nouvel ordre, à cause du redoublement que son intervention causait chaque fois dans les douleurs et les phénomènes névropathiques. C'est dans l'espoir d'obtenir une sédation dans ces douleurs et ces phénomènes, et de pouvoir reprendre plus tard la dilatation, qu'il l'adresse à Néris. Cette sédation, en effet, a été obtenue. Néanmoins, dans la crainte sans doute de compromettre l'amélioration, s'il faisait trop tôt une nouvelle tentative pour dilater ce rétrécissement, le médecin de la malade a cru devoir conseiller auparavant une seconde cure à Néris qui, il est permis de l'espérer, étendra et consolidera les effets de la première.

Dans d'autres circonstances le chirurgien est intervenu, mais les accidents inflammatoires ou névropathiques persistent; ils ont pu même recevoir comme un coup de fouet par suite de l'opération. Ici encore les eaux de Néris sont nettement indiquées. Aux différentes observations rapportées plus haut et qui justifient cette indication, je joindrai celle d'une dame de 28 ans, mariée depuis plusieurs années, n'ayant jamais eu d'enfant, ce qu'expliquait suffisamment un rétrécissement du col, allant presque jusqu'à une occlusion complète. Je n'ai pas besoin de décrire les symptômes qui avaient mis sur la voie de cette coarctation. Traitée par un de nos chirurgiens les plus habiles, qui rendit au conduit cervical et à ses orifices leur diamètre normal, la malade vit son état s'améliorer; ses règles devinrent régulières et à peu près indolentes. Toutefois elle conserva une sensation de gêne, de pesanteur dans le petit bassin, et des pertes blanches très-abondantes ; en même temps ses forces tardaient à revenir. C'est pour remédier à ces symptômes qu'elle me fut adressée à Néris.

A l'examen je trouvai le col engorgé, porté en bas et en arrière (léger abaissement avec antéversion de la matrice), mobile, modérément sensible, granuleux, exulcéré au pourtour de l'orifice, d'où s'écoulait en abondance un liquide muqueux assez épais. Cet état de l'utérus expliquait suffisamment la persistance des symptômes mentionnés plus haut et celle des phénomènes généraux de chloroanémie présentés par la malade, malgré son apparence d'embonpoint. Je me borne à ajouter que le traitement hydro-minéral eut l'heureux résultat qu'on en attendait.

Quand les symptômes inflammatoires ou névropathiques ne sont pas très-intenses, il peut y avoir avantage à instituer concurremment le traitement chirurgical et le traitement hydro-minéral. Outre, en effet, que l'on gagne ainsi du temps, l'action sédative des eaux est propre à calmer et à maintenir dans des limites très-modérées l'irritation produite par les autres moyens employés. C'est ce qu'on a vu, par exemple, dans le cas rapporté un peu plus haut, d'une malade chez laquelle j'ai dilaté graduellement l'orifice interne du col. Il en est de même des femmes atteintes de métrite avec déplacement ou déviation de l'utérus : on peut hâter l'usage du pessaire. Ainsi, j'ai donné des soins à la jeune femme d'un confrère, très-délicate, très-impressionnable qui présentait l'état suivant : col notablement abaissé, pesant sur le périnée par suite d'une double cause due à l'abaissement total de l'utérus, et à un allongement de la portion vaginale du col ; museau de touche rouge, exulcéré, granuleux ; catarrhe utérin ; mobilité, mais sensibilité de la matrice ; sensibilité aussi à la région hypogastrique, surtout à gauche ; les règles sont assez régulières, mais douloureuses ; la malade se plaint de douleurs lombo-abdominales qui redoublent à l'époque menstruelle ; à ce moment surtout elle marche péniblement; elle est sujette à divers troubles nerveux, à des accès hystériformes, sortes d'accès hystériques incomplets, limités à la sensation épigastrique, aux spasmes de la gorge et aux larmes qui d'habitude terminent la scène. Au quinzième jour du traitement hydro-minéral, j'applique à la malade un anneau-pessaire Dumontpallier. Malgré son impressionabilité, malgré l'état inflammatoire et la sensibilité de la matrice, elle supporte parfaitement l'appareil et, quand elle quitte Néris, tous les symptômes, tant locaux, que généraux, sont fortement améliorés.

2° *Altérations organiques,* — Il est des altérations organiques, le cancer, par exemple, qui contre-indiquent formellement les eaux de Néris, comme toutes les eaux minérales. Il en est d'autres pour lesquelles cette contre-indication est moins nette, moins absolue, et dont le traitement hydro-minéral peut modifier parfois heureusement telle manifestation symptomatique ou sympathique. On ne saurait à cet égard généraliser; chaque cas particulier emporte avec lui ses indications propres. Aussi, pour donner une idée de ce qu'il est permis d'espérer en pareil cas, je me bornerai à exposer brièvement deux faits.

Mme X..., âgée de 56 ans, d'une constitution assez robuste, est affectée, depuis plusieurs années, d'une tumeur fibreuse de l'utérus qui a d'abord fait des progrès rapides et a compromis gravement ses jours. La tumeur est restée ensuite stationnaire ou du moins n'a fait, depuis deux ou trois ans, que des progrès très-lents. La malade est sujette à deux ordres de douleurs, les unes causées en quelques sorte mécaniquement par la pression que la tumeur exerce autour d'elle, les autres sympathiques. C'est pour calmer ces douleurs et l'agitation qui en est la conséquence, surtout pendant la nuit, que la malade m'est adressée à Néris. Elle a déjà fait deux saisons à Saint-Nectaire. La première fois, elle s'en est bien trouvée; elle n'a retiré de la seconde cure qu'un bénéfice très-léger.

Madame a eu autrefois des pertes très-abondantes; depuis que la tumeur a cessé de croître rapidement, elle a de temps en temps des pertes sanguinolentes qui durent parfois deux semaines, et la fatiguent moins par la quantité de sang qu'elle perd que par les coliques et le malaise qu'elle éprouve.

A l'examen, le ventre présente à peu près le volume qu'il a chez une femme enceinte de six mois. On circonscrit assez facilement la tumeur qui est dure, dépourvue de toute fluctuation et présente une forme assez régulièrement arrondie. Par le toucher, on trouve le col élevé, un peu hypertrophié, peu sensible, peu mobile. La malade se plaint surtout de douleurs de reins irradiant en ceinture et de douleurs hypogastriques gagnant les membres inférieurs. Pertes blanches, sans odeur, se colorant parfois, comme il a été dit, pendant une ou deux semaines.

Je prescris simplement des bains à 35°, de dix minutes de durée pour commencer. Après une semaine de traitement, les douleurs deviennent plus vives et la marche plus pénible. Quelques douches sédatives sur l'hypogastre et le siége des principales douleurs amènent un grand soulagement. Huit jours plus tard, apparition de pertes sanguinolentes avec quelques coliques : repos. Ces pertes persistent plusieurs jours. Comme la malade me dit en avoir eu de semblables l'an dernier à Saint-Nectaire, et n'en avoir pas moins continué sans inconvénient son traitement, je lui permets de reprendre des bains à 34° et de très-courte durée. Les pertes, après trois ou quatre jours, deviennent un peu plus abondantes et les coliques un peu plus vives. Je fais suspendre définitivement le traitement, et la malade quitte Néris. J'ai appris que, bien que ce traitement ait dû être écourté, les effets sédatifs qu'on en attendait se sont ultérieurement produits.

Dans le second fait, il s'agit d'une dame, encore réglée, qui est affectée depuis plus de quinze ans d'une tumeur abdominale. Cette tumeur a exercé la sagacité d'un grand nombre de chirurgiens, à cause des difficultés de diagnostic qu'elle présente. La majorité de ces confrères a penché cependant pour une tumeur fibreuse de la matrice, de même aussi que pour une abstention complète d'intervention chirurgicale. La tumeur a fait des progrès lents, mais continus, et, quand je vois la malade, son ventre a acquis le développement qu'il présente chez une femme enceinte de six à sept mois. La menstruation est restée régulière; le sang perdu n'a jamais dépassé la quantité normale. La tumeur paraît avoir été plus gênante par l'action mécanique qu'elle exerce sur les organes qui l'entourent que par les phénomènes symptomatiques ou sympathiques qu'elle a pu éveiller.

Il y a deux ans, madame est prise d'une diphthérie grave dont elle a beaucoup de peine à se remettre. Outre un affaiblissement général très-grand et tous les symptômes d'une anémie profonde, il lui est resté dans les épaules, les bras et la région des muscles pectoraux, des douleurs parfois intenses qui l'empêchent de se servir de ses mains pour les besoins de sa toilette, pour se coiffer, par exemple. Inutile d'ajouter que cet état s'accompagne d'un haut degré de nervosisme. C'est pour remédier à ces différents symptômes, consécutifs à la diphthérie, que la malade m'est adressée à Néris. J'avoue qu'en voyant sa pâleur, sa faiblesse, le volume de sa tumeur abdominale, qui s'augmente encore d'un épanchement ascitique, le gonflement œdémateux des membres inférieurs, j'ai hésité à instituer le traitement thermal. Cependant, comme le médecin qui me recommandait cette malade est un de nos maîtres les plus distingués et aussi les plus familiarisés avec les propriétés des eaux de Néris, je prescris quelques bains tempérés de très-courte durée, en surveillant avec soin la malade et prêt à suspendre le traitement s'il était mal supporté.

L'action de ces bains est intéressante à noter. Dès que la malade était dans l'eau, elle éprouvait dans le ventre, au sein de la tumeur, une sensation bizarre en même temps que douloureuse, qu'elle comparait à des tiraillements, des arrachements; cette sensation persistait plus ou moins longtemps après le bain et disparaissait ensuite. La malade l'a ressentie à chaque bain qu'elle a pris à Néris.

Un autre effet produit par le traitement, c'est une diarrhée, parfois très-forte, qui a nécessité à deux ou trois reprises la suspension des bains. Au dire de la malade, environ six semaines ou deux mois après la saison de Néris, cette diarrhée a reparu, mais très-abondante, au point d'obliger la malade à se garnir pour éviter certains désagréments. En même temps le volume du ventre aurait considérablement diminué, ce qui s'expliquerait assez bien par la résorption du liquide ascitique.

Grâce aux précautions prises et aussi à son courage et à sa persévérance, la malade a pu suivre jusqu'au bout le traitement. Elle a supporté quelques douches sédatives sur le siége de ses principales douleurs. Son appétit est peut-être devenu meilleur; ses nuits sont plus calmes. Toutefois, quand elle quitte Néris, l'amélioration est bien légère.

L'année suivante, après avoir perdu la malade de vue, je suis presque surpris de la voir retourner à Néris, et je suis heureux d'apprendre que, si les effets immédiats de la première cure ont été peu marqués, les effets consécutifs ont été des plus favorables. A la suite, en effet, de cette sorte de crise diarrhéique dont je viens de parler, la malade s'est sentie beaucoup mieux. Les douleurs qu'elle éprouvait ont disparu ; elle a recouvré l'usage de ses bras; ses forces générales se sont accrues. Elle revient à Néris, tant pour consolider ces résultats obtenus que pour voir si une seconde saison produira sur la tumeur un effet semblable à celui de la première.

L'effet physiologique des bains est identiquement le même que l'année précédente : même sensation de tiraillements, d'arrachements dans la tumeur ; même flux diarrhéique. L'effet consécutif a été un peu différent. Le flux diarrhéique ne s'est plus reproduit à la suite du traitement ; le volume de la tumeur est resté stationnaire. Mais l'état général s'est considérablement amélioré. La malade a pris des couleurs, des forces, de l'embonpoint ; elle a subi, à ce triple point de vue, une véritable transformation.

Conclusions.

Les données cliniques générales qui se dégagent des considérations et des faits que je viens d'exposer peuvent se résumer dans les propositions suivantes :

1° La durée de la cure thermale à Néris, pour les maladies des femmes, n'a rien de fixe et ne peut être déterminée d'avance. Le moment le plus favorable pour l'inaugurer est le milieu de la période intermenstruelle.

2° Les maladies des femmes offrent à considérer trois éléments principaux : un élément diathésique ou constitutionnel ; un élément congestif ou inflammatoire ; un élément nerveux ou névropathique. C'est de la prédominance de l'un de ces trois éléments sur les deux autres que se tire l'indication la plus pressante ou la plus importante.

3° Les eaux de Néris, par suite de leur faible minéralisation et de leur action sédative, peuvent être employées sans danger et avec avantage dans la période subaiguë des maladies inflammatoires de l'appareil génital (métrite, ovarite, pelvi-péritonite, etc.). A l'état chronique, ces phlegmasies, qu'elles soient simples ou compliquées, soit d'un état diathésique ou constitutionnel, soit d'une autre maladie ou lésion des organes génitaux, trouvent dans l'emploi des eaux de Néris une des médications les mieux justifiées.

Le résultats à la fois les plus certains et les plus complets s'obtiennent : dans les phlegmasies simples, quand les symptômes nerveux ou névropathiques prédominent; — dans les phlegmasies compliquées de diathèse, quand la médication thermale convient également à l'état diathésique ou constitutionnel (rhumatisme, chlorose, nervosisme); — dans les phlegmasies compliquées d'une autre lésion, quand celle-ci est plus ou moins sous la dépendance de l'état phlegmasique (certaines déviations utérines).

4° Les névroses de l'appareil génital de la femme réclament tout spécialement les eaux de Néris; les souffrances causées par les névralgies (hystéralgie, ovarie, névralgie lombo-abdominale, etc.), l'hyperesthésie vulvaire, le vaginisme, le prurit de la vulve, sont à peu près constamment apaisées, en même temps que l'état morbide général ou local, dont ces phénomènes nerveux sont le plus souvent symptomatiques, est lui-même amélioré.

5° Les troubles fonctionnels sont en général sous la dépendance d'un état constitutionnel ou d'une maladie locale qui fournissent dès lors la principale indication. Quelle que soit d'ailleurs la cause d'où ils procèdent et l'époque de la vie où ils se manifestent (puberté, ménopause, période de l'activité sexuelle), il faut, au point de vue du traitement thermal, tenir grand compte des trois éléments signalés plus haut : élément diathésique, élément congestif, élément nerveux. Appliquant ces données à la dysménorrhée (l'aménorrhée s'observe plus rarement), on peut dire que les eaux de Néris conviennent essentiellement à la dysménorrhée de forme nerveuse ; que leur action est favorable aussi dans la dysménorrhée liée à la diathèse rhumatismale ; enfin, que la dysménorrhée à forme congestive contre-indique ces eaux au même titre que la ménorrhagie ou la métrorrhagie.

Relativement à la stérilité, les eaux de Néris peuvent être utiles en agissant ou en permettant d'agir sur quelques-unes des causes, fonctionnelles ou organiques, qui s'opposent à la conception.

6° Dans les lésions physiques et les altérations organiques de l'appareil génital, les eaux de Néris offrent parfois une ressource précieuse pour atténuer les symptômes inflammatoires ou névropathiques concomitants et faciliter ainsi l'intervention chirurgicale.

TABLE DES MATIÈRES

CONTENUES DANS LE TROISIÈME FASCICULE.

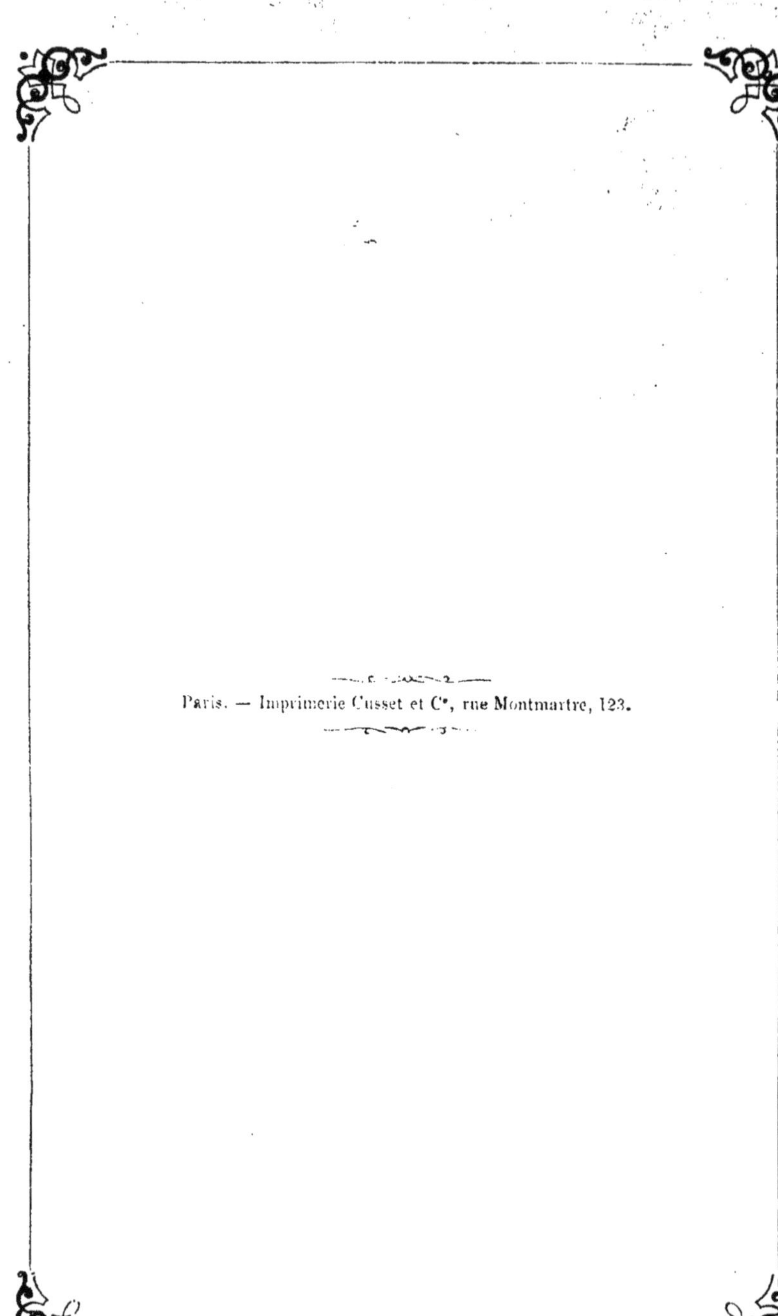

Paris. — Imprimerie Cusset et Cᵉ, rue Montmartre, 123.

www.ingramcontent.com/pod-product-compliance
Ingram Content Group UK Ltd.
Pitfield, Milton Keynes, MK11 3LW, UK
UKHW021547260726
13993UKWH00002B/677